徒步百科

户外徒步实战指南
专为中国户外环境定制

徒步帮

著

金城出版社
GOLD WALL PRESS

西苑出版社
XIYUAN PUBLISHING HOUSE

中国·北京

图书在版编目（CIP）数据

徒步百科 / 徒步帮著. -- 北京：西苑出版社有限公司，2025. 10. -- ISBN 978-7-5151-1097-4

Ⅰ. R161.1

中国国家版本馆CIP数据核字第2025FX0225号

徒步百科

著　　者	徒步帮	
责任编辑	许　姗　汪昊宇	
责任校对	方宇荣	
责任印制	李仕杰	
开　　本	710毫米×1000毫米　1/16	
印　　张	18	
字　　数	266千字	
版　　次	2025年10月第1版	
印　　次	2025年10月第1次印刷	
印　　刷	小森印刷（北京）有限公司	
书　　号	ISBN 978-7-5151-1097-4	
定　　价	78.00元	

出版发行　**金城出版社有限公司　西苑出版社有限公司**

　　　　　北京市朝阳区利泽东二路3号　邮编：100102

发 行 部　（010）84254364

编 辑 部　（010）64214534

总 编 室　（010）88636419

电子邮箱　xiyuanpub@l63.com

法律顾问　北京同清律师事务所　13001187977

　　当工业文明的喧嚣裹挟着人群涌入钢筋混凝土的丛林，当电子屏幕的蓝光逐渐遮蔽星空与山峦的轮廓，人类对自然的向往反而越发炽烈。这种矛盾折射出一个深刻的时代命题：在高度技术化的现代社会中，我们如何重建与土地的血脉联系？《徒步百科》的诞生，恰是对这一追问的回应。这部凝结着"徒步帮"团队多年心血的著作，既是一部关于行走的技术指南，更是一份重构现代人精神家园的哲学宣言。在全球生态危机加剧的背景下，联合国环境规划署 2023 年度报告指出，全球 83% 的陆地生态系统已出现退化迹象，而徒步运动作为最直接的生态互动方式，正被赋予前所未有的文明救赎意义。

　　中国户外徒步运动正经历着爆发式增长。数据显示，2024 年全国户外运动参与人数突破 4.5 亿。与之形成反差的是，因专业认知缺失导致的意外事故率和死亡率却逐年上升，年均增长率达 14.6%。当"说走就走"的浪漫想象遭遇真实险境——迷途者因缺乏地理辨识能力徘徊于断崖，缺乏气象知识的队伍在暴风雪中失去方向，或是无知者用明火焚毁千年苔原——这些令人触目惊心的场景，警示我们：户外运动亟须从"自发"走向"自觉"。本书的编撰正始于这样的现实焦虑。

　　"徒步帮"团队历时 3 年，研究分析了全国 217 起典型户外事故案例，发现 68% 的伤亡事件源于基础自然认知缺失。在秦岭太白山事故现场，科考队发现遇难者背包里装着最新款的智能手机，却未携带最基本的等高线地图；在贡嘎西坡雪崩事故遗迹中，救援队检测到遇难者装备的防风指数远超当地气候需求，却缺少关键的雪崩信标仪。这些细节，促使我们将户外徒步的安全原则系统化，为徒步者构建起融合科学理性与人文关怀的知识体系。

　　不仅如此，本书的深层抱负远远超越技术层面的指导意义。我们始终在思考，徒步者应当如何自处？答案藏在三个维度之中。首先是责任伦理：书中提出的"无痕山林"准则，要求徒步者对生态系统承担维护监测者责任，并对文化遗产保持阐释者的谦卑。其次是文化自觉，最终指向文明重构：实验发现，星空定位使空间记忆准确率提升 41%，说明就算是经常使用手机导航的"数字原住民"，也能通过看星星找回认路的本事。在深圳的另一个对照实验中，参与百日徒步计划的白领群体发现其决策失误率下降了 29%，焦虑指数也降低了 42%。由此可见，徒步已经成为治愈现代性异化的解药。

　　这部耗时数载的集体创作，始终贯穿对"边界"的辩证思考。我们既突破传统指南的体例限制，将人类学田野调查融入装备评测；也打破安全与冒险的认知边界，在"可控风险"理论中重新定义徒步精神；更试图打破自然与人文的知识边界，让地质学家与诗人共同诠释山岳的启示。

亚里士多德在《形而上学》中追问："我们如何理解世界？"答案或许就藏在两足与大地的接触中。

《徒步百科》提供的不仅是应对险境的锦囊，更是打开认知维度的密钥。当读者循着书中指引踏上旅途，他们不仅是在丈量山川的经纬，更是在进行一场关乎文明存续的伟大实践：用脚步丈量大地的耐心，消解技术的傲慢；以自然为镜，照见人性的本真；在行走中完成对现代性困境的突围。这或许正是本书最深层的使命——在人类世的地层上，刻写下属于徒步文明的新印记。

在喜马拉雅山脉南麓的某个清晨，当第一缕阳光穿透云雾照亮经幡，徒步者的登山杖轻点岩石，激起的不仅是岩屑微粒，更是一个古老文明与现代性对话的涟漪。这些微小如尘埃的足迹，终将在时间长河中沉淀为新的地质层，见证人类如何通过最原始的行走方式，重新校准与地球的共生关系。正如本书箴言所述："我们不是大地的征服者，而是她永恒的学徒。"《徒步百科》正是献给所有学徒的启示录，它用科学丈量深度，以哲思拓展维度，在每一步的起落之间，书写着属于这个时代的个人史诗。

中国探险协会主席　韩勃

什么是徒步？我们为什么要去徒步？怎样才算是一次成功的徒步？对于这些问题，每个人心中都有不同的答案。徒步有起点，也有终点，但最重要的还是发生在这两点之间的过程。其实，徒步主要是为了体验自然、看清自己。如何科学地与自然相处，如何愉悦自己的心情、锻炼自己的身体，是每位徒步者都应致力寻找的答案。

作为中国户外圈专业自媒体和超级户外俱乐部，"徒步帮"及"徒步中国"公众号已陪伴大家走过十余年时光，公众号关注人数已经超过 80 万。我们以"传播户外知识，分享户外精彩，带你徒步世界"为己任，十多年来，我们一直致力传播科学、系统、专业的户外知识，全网首推《全球经典徒步 100 条》线路攻略、"徒步百科"专栏、徒步线路难度评级标准、环球徒步护照等，用文字、图片、视频、直播等多种形式，普及户外知识，带领每一位读者穿越山川湖海，探索只有徒步才能抵达的秘境。

近年来，随着户外运动由专业化转向泛大众化，越来越多的人参与户外运动。据统计，2024 年全国户外运动参与人次已突破 4.5 亿。然而，与之相伴的户外事故也逐年攀升。中国探险协会发布的《2024 年度中国户外探险事故报告》显示，2024 年我国共发生户外探险事故 335 起，造成 84 人死亡，其中登山是死亡率最高的项目，

24 起事故中有 17 人死亡，占总事故死亡人数的 20%。这些数据警示我们：在户外运动蓬勃发展的背后，户外知识普及与安全管理体系的缺位已成为制约行业健康发展的核心问题。

鉴于此，我们基于多年来专业的理论知识积累和大量的户外实战经验，有了策划这本《徒步百科》的想法。这是一本针对所有徒步爱好者的实用手册，相比国内外其他书籍，它更深度、更系统、更实用。本书的撰写既参考了诸多经典户外理论，也加入了我们脚踏实地走出来的实战经验。本书共设有户外运动概述、户外基本原则、户外常见风险及应对、徒步基础知识、户外装备五大章节。

相信这本汇聚"徒步帮"编辑团队心血的《徒步百科》，能让"新驴"有所思考，让"老驴"也有所收获，帮助所有徒步爱好者开心出行，安全回家。

由于编者水平有限，加之时间仓促，书中错漏之处在所难免，如在阅读过程中大家发现有不妥之处，欢迎提出宝贵意见，以便再版修正。

目录 🚶

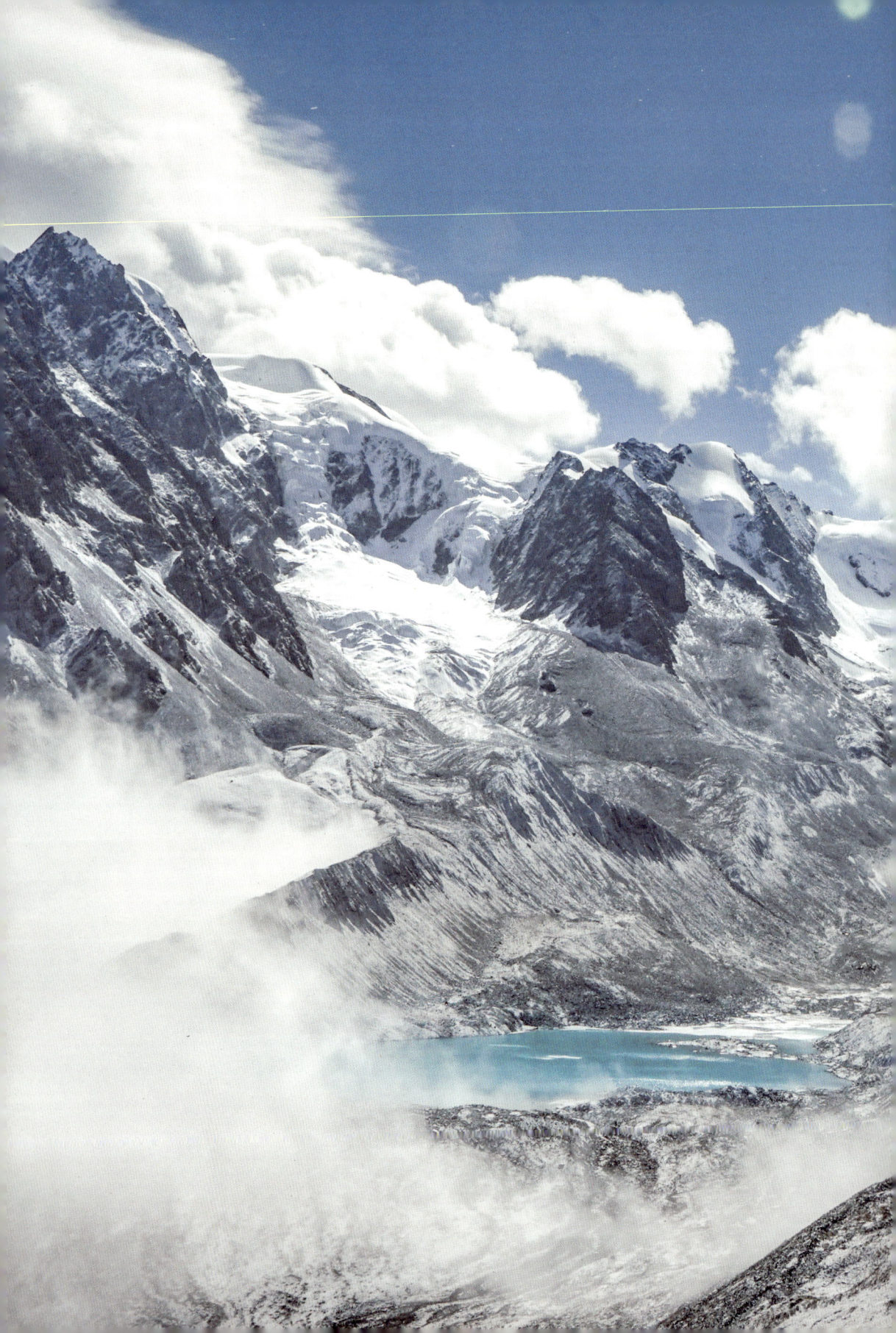

第一章

户外运动概述

户外运动的起源与发展

国外户外运动的起源与发展

远古时期，人们依靠狩猎、采集、捕鱼等野外生存活动维系生活。随着文明的发展，这种生活必需的野外活动逐渐衍生出早期户外探险活动。18世纪，欧洲因军事作战需求和在阿尔卑斯山区进行自然科考的需求，系统性户外探索开始兴起。

1760年，瑞士日内瓦一位名叫德·索修尔的年轻科学家，在考察阿尔卑斯山区时，对主峰勃朗峰（海拔4808.73米）产生了浓厚兴趣，然而他个人的攀登却未能成功。于是他在山脚下的霞慕尼村村口贴了一张告示：凡能登上或提供登上勃朗峰之巅路线者，将以重金奖赏。布告贴出后，一直没有人响应。直到26年后的1786年，霞慕尼村的医生帕卡德邀约当地石匠巴尔马特，于当年8月8日结伴登上了勃朗峰。一年后，德·索修尔组建一支19人的队伍，携带所需仪器，邀请巴尔马特为向导，再次登顶勃朗峰，验证了帕卡德和巴尔马特的首登事实。此次登顶被公认为现代登山运动的开端。

19世纪，工业革命带来的经济繁荣和社会变革，让人们有更多金钱和精力去参加户外活动。这一时期，登山俱乐部相继成立，各路探险者也纷纷踏上探险之旅。这当中就包括了世界上第一个登山俱乐部，即1857年12月22日在伦敦成立的阿尔卑斯俱乐部。

19世纪末20世纪初，登山运动已在欧洲和北美发展为深受人们喜爱的户外运动。第一次世界大战期间，军队训练引入了攀岩等户外技能，进一步推动了户外运动的专业化发展。第二次世界大战后，随着全球经济复苏，户外运动逐渐变为一种休闲娱乐方式，徒步、露营、滑雪等项目在欧美国家逢勃发展，专业化装备研发及配套产业链体系日趋完善。

21 世纪以来，欧美户外运动经历了显著的发展与变革，逐渐从专业化、小众化转向大众化、多元化，并成为推动经济、社会和文化发展的重要力量。政策层面不断完善，比如美国国家公园管理局（NPS）通过政策引导和资金支持，将户外运动与生态保护相结合；欧洲则依托自然保护区和山地资源，发展徒步、滑雪等传统项目，形成成熟产业链。同时，倡导可持续旅行、低碳户外、"无痕山林"（Leave No Trace，LNT）等环保理念。未来，泛户外生活化趋势，旅游、户外融合，智能装备升级等，或将成为新的增长点。

我国户外运动的发展

我国地域辽阔，地理地貌复杂多样，户外资源丰富，是极具潜力的户外运动大国。

在地形阶梯上，从西向东呈现出三级分布：第一阶梯是平均海拔 4000 米以上的青藏高原，主要包括喜马拉雅山脉、昆仑山脉、唐古拉山脉等；第二阶梯包括内蒙古高原、黄土高原、云贵高原、四川盆地、塔里木盆地等，地貌以高原、盆地和山地为主；第三阶梯即东部平原和丘陵，包括东北平原、华北平原、长江中下游平原，以及东南丘陵等。

在地理地貌上，我国拥有喀斯特地貌、丹霞地貌、火山地貌、冰川与雪山、海岸与岛屿等多样地貌。多样的地貌类型为户外运动活动提供了丰富的选择：高海拔登山、各类经典徒步线路、无人区穿越、攀岩攀冰、洞穴探险、潜水冲浪等。

可以说，我国的自然景观与户外资源兼具挑战性和观赏性，从世界级高峰到隐秘的峡谷溪流，为户外爱好者提供了无限探索的可能。

20 世纪 50—70 年代：中国户外运动启蒙期

1955 年，由许竞、师秀、周正、杨德源 4 名中国登山队员与苏联登山运动员联合组成帕米尔登山队，成功地登上了帕米尔高原海拔 5827 米的团结峰和海拔 6780 米的十月峰，标志着中国现代登山运动的诞生。

1956 年，我国第一支登山队诞生；1958 年，中国登山协会成立。

1960 年，中国人从北坡登顶珠穆朗玛峰，并开创人类从北坡登顶珠峰的先河。

20 世纪 80 年代：民间探险活动逐渐升温

这一阶段，专业探险领域持续拓展，民间探险不断升温。1986 年，中国长江科学考察漂流探险队、中国洛阳长江漂流探险队与中美联合长江上游漂流探险队，先后三次完成长江全长 6300 多公里的漂流，完成了人类历史上首次对长江的全程漂流。20 世纪 80 年代的漂流探险热潮后，中国的民间探险运动逐渐步入了发展期。

早期中国户外运动的发展主要由登山家和探险家等一批专业人士主导，但也为之后中国民间户外运动播下了遍布全国的种子。1989 年，中国第一家从事民间户外运动的社团在昆明成立。随着经济发展和人民生活水平的提高，大众开始关注更加健康、环保和休闲的生活方式，户外运动逐渐进入大众视野。

20 世纪 90 年代—21 世纪初期：户外组织与户外俱乐部快速发展

1990 年，怀柔国家登山队训练基地建成了国内第一座大型人工攀岩场，并首次在人工岩壁上举办了国内攀岩比赛。

20 世纪 90 年代初，各大城市开始涌现出众多的登山协会和户外俱乐部，并开始组织开展各种户外活动，如登山、徒步、攀岩和皮划艇等。这些活动的参与者不再是专业的探险家，而是越来越多的普通爱好者。可以说，中国现代户外运动真正始于 20 世纪 90 年代中期，并进入重要发展阶段。

2001 年，我国已有各种户外俱乐部 229 家，会员多达数万人。俱乐部经营的户外活动也十分多样：登山、攀岩、马拉松、漂流、穿越、溯溪、山地车、野外生存等。

2003 年，中国登山协会修订户外运动的概念，认为户外运动是一组以自然环境为场地的、带有探险性质和体验探险的体育运动项目群，包括体育运动和探险性质两大基本属性。

2005 年 4 月，国家体育总局将山地户外运动设为正式开展的体育项目，标志着我国户外运动逐渐完成自上而下从专业到大众的过渡，中国现代户外运动正式迎来"运动休闲时代"。

2010 年至今：户外运动大众化蓬勃发展

根据《户外运动产业发展规划（2022—2025 年）》，截至 2021 年年底，我国参与户外运动的人数超过 4 亿人次，整体呈现出大众化、全龄化、个性化的趋势。

户外运动的顶层架构、行业规范、基础设施建设不断完善。截至 2023 年 9 月，我国已建成国家登山健身步道 30 条，总里程近 3130 公里；在建 16 条，预计新增总里程 1660 公里，分布在 14 个省、自治区、直辖市。全国经营性攀岩场所已超过 600 家，攀岩爱好者人数近 50 万；青少年户外营地超过 1000 个，每年参加青少年户外冬夏令营的人次超百万。中国户外运动产业迎来了爆发式增长。各类户外运动协会组织、户外运动俱乐部等如雨后春笋般涌现，带动户外运动参与人群不断扩大。同时，形成山、水、陆、空多场景全覆盖，登山、徒步、马拉松、自行车、滑雪、皮划艇、滑翔伞、定向运动、越野跑等一大批户外运动项目蓬勃发展的新局面。

根据《中国户外运动产业发展报告（2023—2024）》，户外运动已走向生活化、全民化，成为回归自然、寻找解压放松的流行生活方式。越来越多的年轻人参与进来，催生了装备消费的热潮。

截至 2024 年 9 月，我国户外相关企业已达 17.7 万余家，且多数户外运动装备企业保持快速增长态势。

户外运动的发展历程历经起源、专业探索、黄金时代的爆发，正逐步走向现代化、专业化与全球化。

户外运动的定义、特点和分类

户外运动的定义

户外运动（Outdoor sport）是指在户外自然环境中开展的体育运动。在我国，按照中国登山协会的定义，户外运动是一组以自然环境为场地开展的带有探险性质或体验探险的体育项目群，主要包括陆地、水上、空中三大类。

为了更清晰地理解户外运动的内涵与外延，明确其与其他相近活动概念的区别与联系，下面从与自然资源的关系、活动组织性、活动条件要求、活动体验等维度，对户外运动与几个相近活动概念进行相关因素的比较分析。

户外运动与几个相近活动概念之间相关因素的比较分析

	与自然资源的关系	活动组织性	活动条件要求	活动体验
户外运动	有密切联系	不明确	有一定专业要求，包括装备、技术、身体条件	具有一定的冒险性和挑战性
自助旅游	一般	参与者有充足的自主性	一般	一般
极限运动	一般	不明确	有较高的身体和心理条件要求	高刺激性、强烈的体验性
探险运动	一般	不明确	需要一定的挑战和技巧	较高的挑战性和冒险性
体育旅游	不一定有联系	有一定组织性	一般	一般
拓展训练	不明确	严格的组织性	专门的活动设置	体验目的性明确

户外运动的特点

户外运动具备以下多重鲜明特点。

在自然环境中进行

户外运动依托自然环境展开，无论是山脉、森林、沙漠，还是河流，每次参与都能带来独特体验。在与大自然的亲密接触中，人们不仅能学习科学知识，还能增强生态环保意识。

对体能、心理、技能有全面要求

作为体育运动，参与户外运动有一定门槛，要求参与者具备一定的体力、耐力和技术能力，可以极大地锻炼身体，也能挑战心理极限。

强调团队精神

在户外环境中，团队合作至关重要，参与者需要互相帮助，分工合作，共同面对困难与挑战。

知识技能综合化

户外运动要求参与者掌握自然科学知识、运动常识、专业技术，以及应对各种突发问题的技能，具有显著的综合性特征。

体验教育价值高

户外运动能够让参与者获得书本上无法学到的实践经验，强化相关理论、野外生存以及自然科学知识。同时，也能提升个人的综合能力和团队意识。

户外运动的分类

关于户外运动的分类，目前尚无统一标准。此处整合官方教材和专业培训机构的观点，提供几种分类形式，以供参考。

按照探索性质，可分为探险类、竞赛类、挑战类、休闲类四种

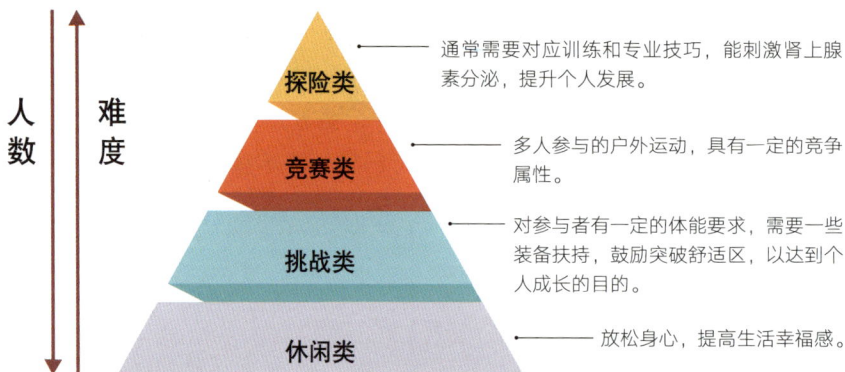

- 探险类 —— 通常需要对应训练和专业技巧，能刺激肾上腺素分泌，提升个人发展。
- 竞赛类 —— 多人参与的户外运动，具有一定的竞争属性。
- 挑战类 —— 对参与者有一定的体能要求，需要一些装备扶持，鼓励突破舒适区，以达到个人成长的目的。
- 休闲类 —— 放松身心，提高生活幸福感。

人数 难度

户外运动按照探索性质的分类

按照所在的自然环境，可分为水上、空中、陆上三类

- **水上项目**

漂流、溯溪、皮划艇、冲浪、帆船、立式桨板、潜水、游泳、龙舟竞赛等。

- **空中项目**

蹦极、滑索、滑翔伞、热气球、超轻型飞机、翼装飞行、跳伞等。

- **陆上项目**

徒步、露营、攀岩、探洞、攀冰、滑雪、定向运动、赛车、山地自行车等。

徒步的定义、分类和好处

徒步的定义

什么是徒步？很多人可能感觉这是一个不需要回答的问题。但是，如果仔细想想，你可能意识到，要想准确解释徒步还是有难度的。徒步是走路？徒步是爬山？徒步是旅行？

现代徒步运动（Hiking/Trekking）是以步行方式在自然或半自然环境中开展的户外活动，其概念及分类体系源于欧美国家。

"徒步"一词在《不列颠百科全书》《牛津英语词典》等典籍中分别有这样的介绍：

Hiking, walking in nature as a recreational activity，一种在大自然中行走的休闲活动。

Trekking，the activity of walking long distances on foot for pleasure，一种以长距离步行为乐的户外活动。

Slackpacking, walking for a day without your backpack，通过提前把装备物资运送到徒步路线上的某些中间点，保持较轻的负重，让徒步更轻松。

对于徒步一词，中国学者也有自己的见解。上海体育大学副教授、体育旅游专业负责人林章林博士认为，徒步是一种前往目的地，并在城市郊区、山野、森林等自然环境下进行的中长距离行走锻炼。

需要明晰几组概念。首先，徒步不是走路或散步。徒步更强调对复杂地形的适应性。虽然徒步也会走平路，但在大部分情况下，徒步路况更多元和复杂，例如山地、丛林、沙漠荒原、雪原冰川、峡谷、古道等。即使我们在乡间徒步，也是伴随着海拔变化而升降的。

其次，徒步不是旅行。在英文中徒步通常对应的词是 Hiking 或 Trekking，而旅行对应的英文单词是 Trip。Hiking 的意思是远足或短途徒步；Trekking 可以理解为艰苦跋涉的长距离徒步，包括未知路径或没有任何道路的区域；而 Trip 一般指短途的偏休闲和轻松的旅行。可以看出，徒步更关注运动过程本身。

最后，徒步也不是体育竞技比赛。徒步不设定标准化竞赛规则，参与者可自行调整强度，与竞走、马拉松、越野跑是不同类型的活动。

总体来说，徒步的范围很广，难度和强度的弹性很大，对于想要尝试的徒步新人而言，可以先从简单的徒步线路（Hiking）开始，待有了经验以后，再去挑战更为艰苦的长线徒步（Trekking）。

徒步的分类

根据徒步的不同距离

一般可分为 3 类：短距离徒步（15 公里以内）、中距离徒步（15—30 公里）、长距离徒步（30 公里以上）。

根据徒步的不同时长

一般可分为单日轻装徒步、多日轻装徒步、多日重装徒步。

根据徒步的不同难度

一般可分为入门徒步、进阶徒步、挑战性徒步。

- **入门徒步**

路线成熟，难度较低，基本无风险，适合所有身体健康喜欢徒步的人。

- **进阶徒步**

具有一定强度和难度，但风险较低，适合有户外徒步经验的驴友。

- **挑战性徒步**

难度较大，海拔较高，距离较长，多数情况下条件艰苦，存在不确定性风险，只适合有丰富徒步经验，自身生理素质及心理素质都较强，喜欢挑战的驴友。

徒步的好处

徒步作为一种常见的户外活动，具有多方面的好处，涵盖了身体健康、心理健康、社交互动以及环境保护等多个层面。以下是徒步的 8 条好处。

身体健康

- **增强心肺功能**

徒步是一种有氧运动，能够有效提高心肺功能，促进血液循环。

- **锻炼肌肉**

徒步可以锻炼腿部、臀部、核心肌群等多个部位的肌肉，增强整体力量。

- **改善平衡和协调能力**

在不平坦的地形上行走有助于提高身体的平衡和协调能力。

- **控制体重**

徒步是一种消耗热量的有效方式，有助于控制体重和维持健康体形。

心理健康

- **减轻压力**

在大自然中行走有助于放松心情，减轻日常生活中的压力和焦虑。

- **调节情绪**

徒步可以促进大脑释放内啡肽，这是一种让人感到愉悦的化学物质，有助于提升情绪价值。

- **改善睡眠**

规律的徒步活动有助于改善睡眠质量，让人更容易入睡并保持深度睡眠。

社交互动

- **增进关系**

与朋友、家人或同事一起徒步，可以增进彼此之间的感情，增强团队合作精神。

- **结识新朋友**

参加徒步团体或活动，可以结识志同道合的新朋友，扩大社交圈。

探索自然

- **欣赏美景**

徒步者可以近距离接触自然，欣赏美丽的风景，感受四季变化。

- **了解生态环境**

徒步过程中可以观察和学习不同的植物、动物和地理特征，增加对自然环境的了解。

环境保护

- **增强环保意识**

徒步者通常会更关注环境保护问题，积极参与环保活动，如清理垃圾、保护野生动植物等。

- **可持续旅游**

徒步是一种对自然环境低影响的旅游方式，有助于减少对自然环境的破坏。

个人成长

- **挑战自我**

长途或极限徒步可以挑战个人的体能和意志力，增强自信心和解决问题的能力。

- **培养耐心和毅力**

徒步需要耐心和毅力，尤其是在面对困难地形或恶劣天气时，这些品质在日常生活中也非常有用。

经济实惠

- **低成本活动**

徒步不需要昂贵的装备或团费，是一种经济实惠的健身和娱乐方式。

灵活性

- **时间自由**

徒步可以根据个人的时间安排进行，既可以是短途的周末活动，也可以是长途的假期旅行。

总的来说，徒步不仅有助于身体健康，还能提升心理健康、增进社交互动、探索自然、增强环保意识，是一种经济实惠且灵活的户外运动方式。

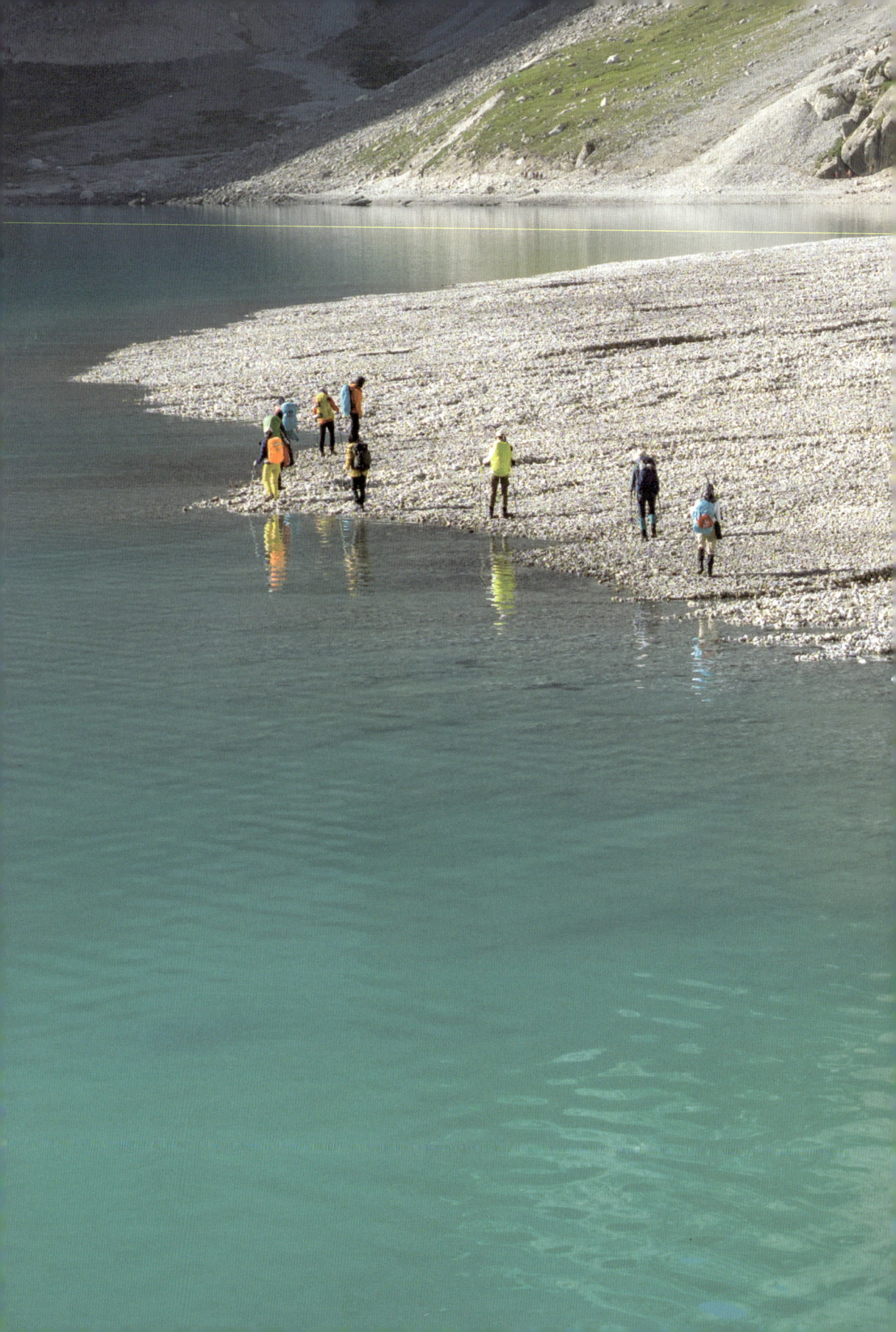

第二章

户外基本原则

户外安全

"行前准备"原则

凡事都需要未雨绸缪，对于充满众多不确定因素的户外活动更是如此。户外活动的风险往往与环境因素、装备因素和人为因素密切相关，行前的计划准备也要从这些方面来考虑。无论参与的活动大小和类型，在出发前都要问自己7个问题：为什么去、去做什么、去哪里、什么时候去、和谁去、怎样去、携带什么装备，这就是我们行前计划要考虑的问题。

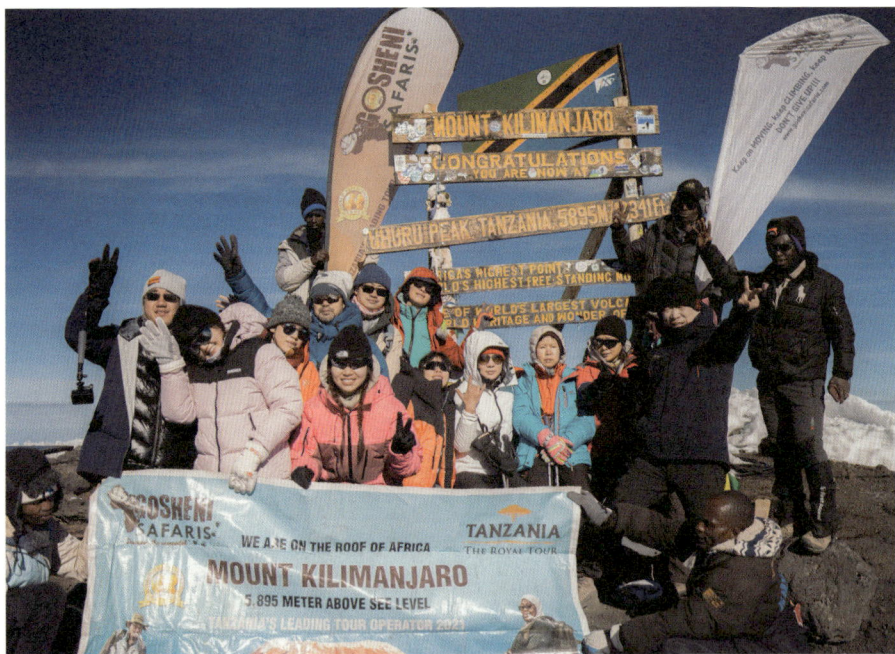

对于充满众多不确定因素的户外活动，我们应该做到未雨绸缪，最大限度降低活动风险

图片拍摄：半夏

为什么去？

明确户外活动的目的与动力，做相应的准备与计划。

去做什么？

明确活动目标是出行前准备工作的首要任务，知道参加什么活动才知道要带什么装备。

去哪里？

对于将去的地方，我们应该尽可能地掌握和了解更多的信息，如了解目的地的交通、住宿、民俗、历史、文化、建筑。了解得越多，在户外因地制宜、取火、野炊、扎营和取水等技能才能更强。

什么时候去？

一方面是考虑活动时间计划，往返时间，并预留机动时间以备意外之需。另一方面是考虑活动的季节特性，如目的地处于雨季或其他不适合出行的季节，做好相应安排。

和谁去？

合适的同伴会让你行程更加愉快，提前了解同行队友技能、经验、个性、优势与不足，确定能够接受才出行，避免额外麻烦。

怎样去？

选择怎样的交通工具？是否需要中途换乘？公共交通的时间表是什么？是否需要提前预订？司机和车辆是否符合资质？这些都是需要提前了解的内容。

携带什么装备？

根据地理环境、季节气候、活动天数、活动目的等携带相应的装备，通常可以分为个人装备和集体装备。

"四三三"原则

"四三三"原则源自国际登山向导协会（IFMGA）提出的能量动态分配模型，指将体能、食品、水等各方面资源分阶段进行配置的原则，通常情况分为上山 40%、下山 30%、备用 30%，以应对户外环境的不确定性。

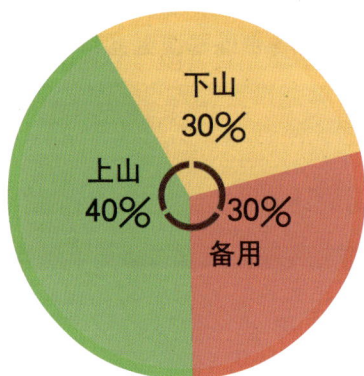

在户外，体能、食品、水等方面的分配应遵循"四三三"原则

体能四三三

上山需要身体不停发力，自身重量越重所消耗的力量越多，需要多点能量，可分配 40%。下山时是向下走，在重力作用下，就像有人推着走，所需要的能量比上山少，分配 30%。留下 30% 的体能，以应对遇到意外情况。

食品四三三

把自己的食物分为几个小袋子装好，按照重量配比为：上山 40%、下山

30%、备用 30%。

上山那袋在中午前后吃，袋子里多放一些补充能量的食物（糖果、能量胶、面包等）；下山那袋在下午吃，可多放一些补充电解质的食品（盐丸、泡腾片、无花果等）；剩下的 30% 两者兼而有之，备用。

水四三三

以一瓶满水为 100% 计量，上山喝 40%，下山喝 30%，剩下 30% 备用。如果中途有水源，可以适当减少上山和下山部分的水量，但要确保备用的 30% 不改变。

总结一下，上山消耗整体储备的 40%，下山用掉 30%，待活动结束时，备用总量仍应有 30%。

"STOP" 原则

在野外迷路时，往往会陷入慌乱。但一定要先让自己镇定下来，立即原地停止，尝试用国际通用的 "STOP" 原则来解决问题。

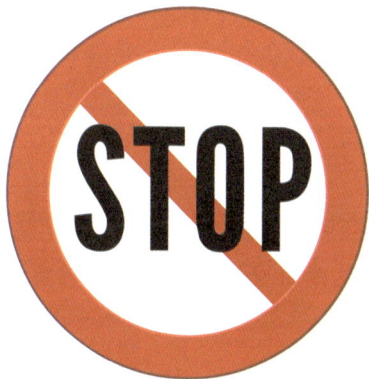

Stop　Think　Observe　Plan

若在野外迷路，可尝试用国际通用的 "STOP" 原则来解决问题

S-Stop 待在原地

立即停下待在原地，不要随意走动。有些驴友会丢弃背包，去寻找脑海中记得的熟悉区域，这并不可取！因为背包在，至少你还有能维持生存的食物与遮蔽物。

T-Think 冷静思考

保持冷静、清醒，准确做出判断。利用手上的工具、地物、地植等确定方向。如果可以的话，沿着原路返回到你可以辨认的地方。

O-Observe 仔细观察

观察周围地形地貌，寻找可以走出去的办法。尽量回到自己熟悉且有信心抵达的地点，沿途做好标记，向着有路牌的公路、村镇出发。这比找小路，看不明显的地貌特征要靠谱得多。

P-Plan 做出计划

综合分析现状，制订切实有效的计划。如果体能有限或过分恐慌，应先留在原地，再想办法回到正确路线或等待救援。

"四人结伴同行"原则

尽量避免一个人徒步。出行前找好靠谱的"搭子"或户外组织，徒步中尽量不落单，沿着成熟路线或轨迹走；回头找路也要遵循"四人结伴同行"原则（最少也得两个人）。

国际上通用的"四人结伴同行"原则指出，在户外四个人结伴而行，组成团队，遇到迷路等意外情况，也能相互帮助。比如，当迷路或有同伴受伤无法前进时，四个人在一起不仅心理上更稳定，也可以分工合作：一个人留

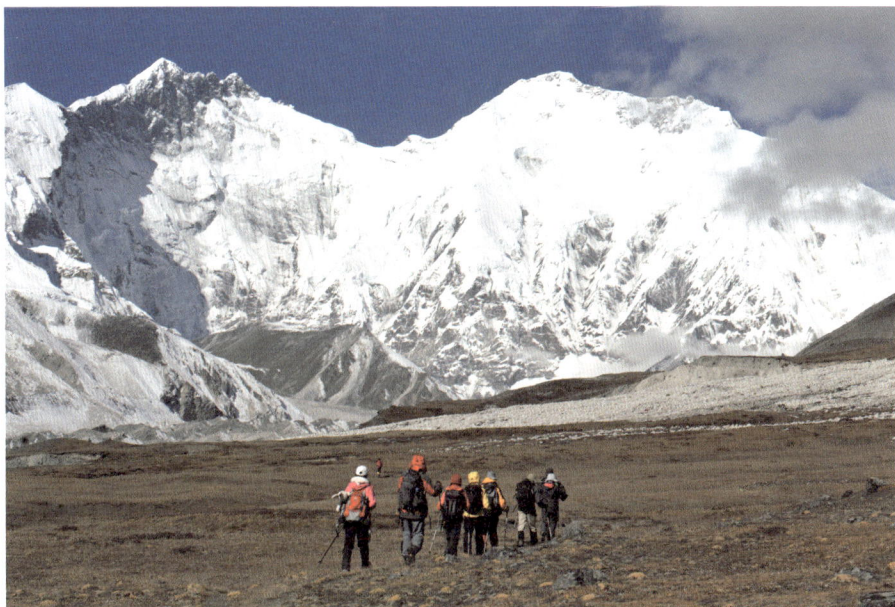

户外出行前要找好靠谱的"搭子"或户外组织，徒步途中尽量不落单，沿着成熟的路线或轨迹行走

图片拍摄：行摄匆匆

在原地照顾伤者，另外两人则可以结伴去找路、寻求救援。

"三新不出行"原则

在"搭子文化"盛行的今天，在社交平台上找徒步"搭子"已不是什么新鲜事。不过我们找"搭子"一定要谨慎，尤其是在户外活动中。找到合适的伙伴，能成为优秀的徒步队友，如果不合适，则可能带来身心双重困扰。所以无论是找"搭子"还是组 AA 队，我们都要遵循"三新不出行"原则。

三新是指"新路线、新队友、新技术"。新路线是你或者整个队伍从未去过的地方或走过的路线，新队友是大部分结伴队友彼此都是第一次合作，新技术是你所面临的挑战是你从未体验和经历过的。

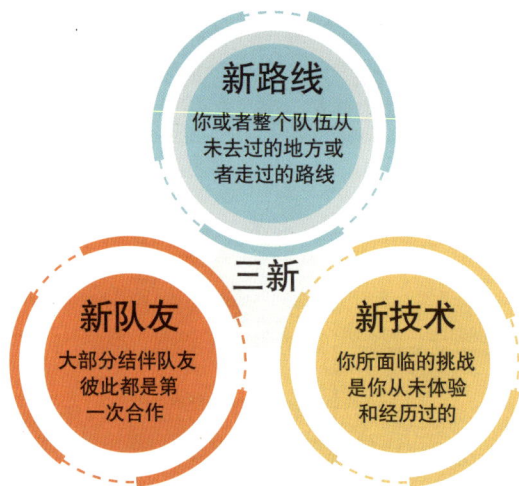

在户外，要遵循"三新不出行"原则

新路线

对于队员来说有很多潜在危险，最好建议领队提前探路或者试线后才可以组织集体前往。

新队友

新队友带来新鲜感，可以结交到新朋友，但相互之间会因为体能、性格、户外习惯等，增加人为风险，在活动中更容易产生误解、冲突等。

新技术

针对不同个体，如果长期以徒步为主，攀岩或高海拔登山对其而言就是新技术，需要时间的积累和练习。

特别注意："三新不出行"原则并不是说有其中任何一个"新"就不能参加了，这显然不现实，因为大多数的活动总会遇到一个"新"。如果你即将参加的活动有一个"新"，你就要多加小心；如果存在两个"新"，要做好风险评估和预案；如果同时存在三个"新"，则不建议参加，或者一定要选择有资质的领队和俱乐部。同时，"三新不出行"原则是针对不同的两个层面，一个是对每一个个体（参加者），另一个是对这个队伍。

以上户外安全准则，可供大家参考。最重要的还是每次出行前做好充分的准备，增强安全意识，并在户外实践中总结经验，形成一套最适合自己的户外小宝典。

户外环保

户外环保的定义及分类

环境保护指人类为维护生态平衡，通过技术、法律及伦理手段对自然资源和生物多样性实施系统性保护的行为。1972 年 6 月 5 日至 16 日，联合国在瑞典斯德哥尔摩召开"联合国人类环境会议"，通过《人类环境宣言》，这是环境保护事业正式引起世界各国政府重视的开端。对于常常穿行于山野中的户外人来说，户外环保是一种责任和义务。一般来说，户外环保可分为自然资源保护和人文资源保护两种。

自然资源保护

徒步山野，直面自然，保护我们赖以生存的共同资源，是每个户外人都应遵守的准则。自然资源保护主要包括空气资源保护、水资源保护、土地资源保护、植物资源保护、动物资源保护，也就是一路陪伴我们的绝美大自然。

人文资源保护

• 民族民风

我国是个多民族的国家，行走在祖国大江南北，能感受到丰富多彩的民族风情，无疑给徒步旅程增添了不少回忆。在前往户外目的地前，需提前了解当地民俗习惯，切勿触碰禁忌；到达当地后，也要入乡随俗，尊重当地风俗，与当地人和谐相处。在国外也应如此。

- ## 历史遗址

如果徒步途中有幸到访历史遗迹，请至少在距离 60 米以外的地方扎营。一方面是防止遗址坍塌造成不必要的伤害，另一方面也是对当地历史文化的尊重与保护。

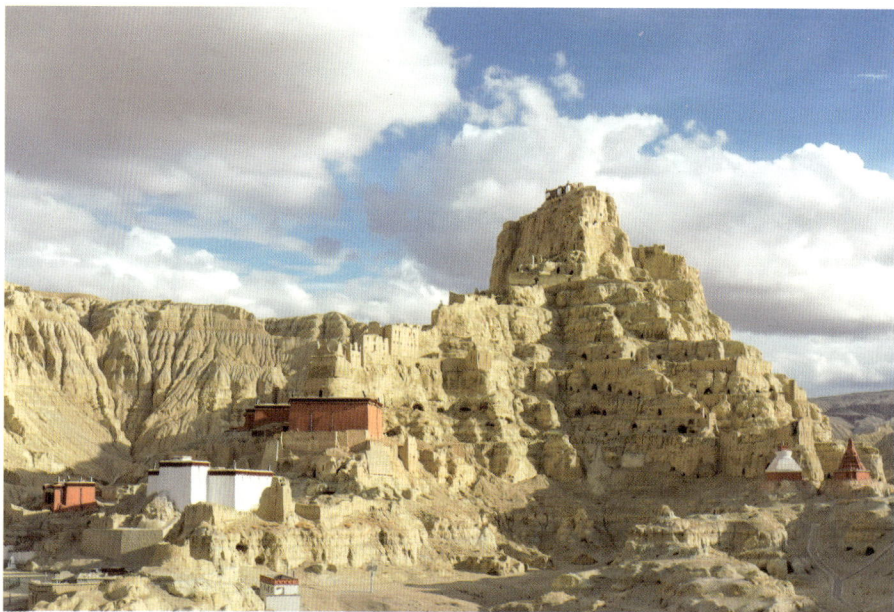

古格王国遗址   图片拍摄：影子

"无痕山林"（Leave No Trace，LNT）准则

什么是 LNT？

LNT 在国内常被称为"无痕山林"，是一套提倡保护户外活动的道德准

则。LNT 的概念起源于 20 世纪中叶，最初是为了应对荒野休闲造成的生态破坏而发起的一场运动。1994 年，美国无痕山林非营利组织规范教育体系，确定了 LNT 的七大准则，并一直沿用至今。

LNT 的七大准则

• 充分的行前准备（Plan Ahead and Prepare）

无论哪次户外出行，做好行前准备都是必需的，包括但不限于以下几点：

了解当地法规和许可：出发之前，研究并熟悉你要访问地区的相关法规、许可要求以及任何特定于该地区的环保指南。

规划行程：选择适合你团队技能水平和经验的目的地，对天气和活动路线进行预判。

合理装备：根据活动类型和个人需求携带合适的装备，比如背包、帐篷、睡袋等。准备足够的食物和水；携带急救包，并确保至少有一位成员接受过基础急救训练；带上必要的导航工具如地图、指南针或 GPS 设备。

轻量化打包：尽量减少不必要的物品，只携带必需品。这有助于减轻负担，并能减少垃圾产生。

计划如何处理废物：带上塑料袋或其他容器用来收集所有产生的垃圾，包括厨余和其他废弃物。记得将它们全部带走，不要留在野外。

提前学习急救知识：掌握一些基本的野外求生知识，携带急救包。比如如何搭建避难所、寻找水源及简单医疗救护方法。

尊重野生动物：了解目的地常见的动物种类及其习性，学会正确存放食物以防止吸引野生动物。

紧急联系方式：将旅行计划告诉家人或朋友，并告知预计返回时间。此外，保存当地救援服务电话以备不时之需，了解附近医院的位置（确定送医时间，是否能开车前往）、等级（村、乡镇、三级卫生院）、治疗范围（能否治疗毒蛇等咬伤、能否治疗断肢、是否有儿科等）。

• 在可耐受的地方行走或露营（Travel & Camp on Durable Surfaces）

可耐受地面是指在自然环境中能够承受人类活动（如行走、露营等）而不会造成明显损害的地面。这种地面通常是已经硬化的岩石、砂石、干草地、沙地、雪地等，它们对人类的踩踏有较强的抵抗力，不易受到破坏。

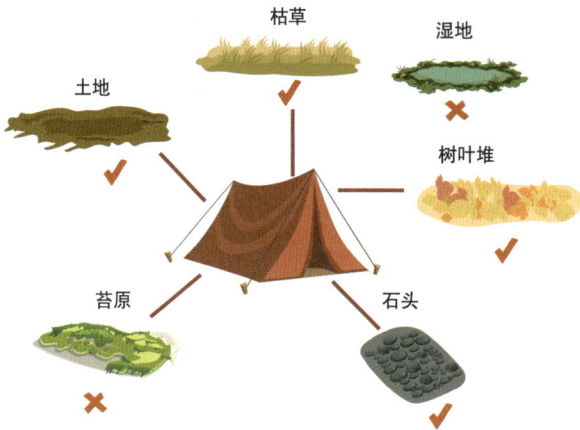

在户外，要选择在可耐受的地面行走或露营

这条原则主要关注徒步中的行走和露营两大方面。

在行走方面，有步道时，应尽量保持在步道上行走，避免开辟新的路径。没有步道时，应选择最耐踩踏的地方行走，例如裸露的岩石、沙地或干燥的草地。避免穿越脆弱的植被区或湿地，减少对环境的伤害。

在露营方面，尽量选择已有的营地，以减少对未受影响区域的干扰。在营地安全上，应选择平整、避风背风、风景好、距离水源地至少大于60米的地点露营（雨季排水，污染排泄）。不要选择制高点（以免有被雷击的危险），不要长时间在一个地方扎帐篷，记得营地分区。

• 妥善处理垃圾（Dispose of Waste Properly）

食物垃圾： 厨余垃圾的固体带走，汤可以稀释后倒在无机质上面。果皮不能随地乱扔，因其会造成视觉污染、物种入侵、动物攻击，也可能引发破窗效应。清洗时尽量使用环保洗涤剂，如麦麸等。避免在河中使用洗涤剂。

排泄物：选择可承受的地点。小便尽量在周边裸露的石头等无机质上解决，记得远离水源和营地。大便需挖猫洞。但要在远离营地、水源和道路60米以上，植被较少，不会轻易被他人发现的下风松散土地上，用铲子挖出直径至少10厘米，深度15—20厘米的洞。处理后可留下标记。

挖出15—20厘米
深的猫洞

上完厕所后
用土掩埋

用可降解塑料袋
带走卫生纸

在户外，需要妥善处理排泄物

- **不破坏原有环境（Leave What You Find）**

保护历史建筑和文物：遇到诸如文化遗存、历史古迹、人造雕塑、古建筑等，在未经允许的情况下不要触碰，更不可踩踏。

爱护野外草木：在活动中，如果发现一些队友采摘花草、攀爬假山高墙，这样做都是不可取的，应加以制止。保护当地的自然环境，避免引入入侵物种，不得砍伐树木。

保持营地原有风貌：在建设营地时，注意不要挖沟、改变溪流河道；在离开时把营地恢复到原貌。

- **减少营火对环境的影响（Minimize Campfire Impacts）**

在野外活动尽量不要用火，一般来说生火对自然环境的冲击很大，一次生火之后，它的痕迹就会变得越来越大，并且永远不会消失，火对土壤造成的永久伤害可以深达10厘米。

如果一定要生火，可以选择自然物生火，如松针、拇指粗细的树枝、牛粪等。或是使用高山液化气灶具煮食，自带与地表隔绝的焚火台。液化气罐用完后，一定要把空罐带下山，金属气罐在户外的降解过程漫长。

在必须使用柴火的情况下，首先要确定你所在的地方是否允许点火，是不是防火季节，确定要找到枯木当燃料而不是去采伐活树。在点火的时候，要选择把火生在有生火痕迹的中心区域，在木灰烬全部燃尽以后将炭灰撒在草丛中。

• 尊重野生动植物（Respect Wildlife）

尊重当地法律，保护野生动物植物，尽量少接触，不要喂食野生动物。

经过密林草丛时"打草惊蛇"，避免突然相遇；户外露营时，让食物远离帐篷，可挂在树上，防止动物侵扰。

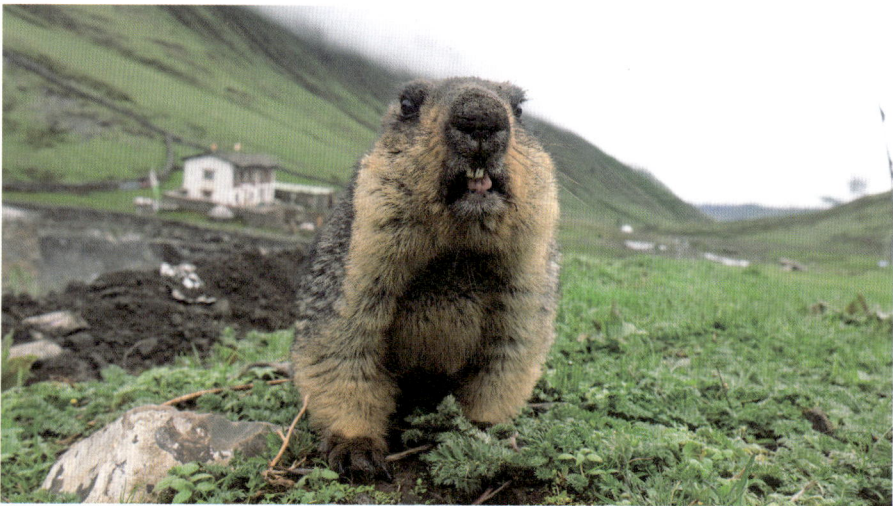

很多人会近距离投喂旱獭（俗称土拨鼠），实际上这种操作并不安全，因为它们可能传播鼠疫

图片拍摄：子君

• 为他人着想（Be Considerate Of Others）

这一条旨在强调尊重其他户外爱好者，确保让每个亲近大自然的人都能享受到那份宁静和谐。

一般需注意以下几点：

保持安静：避免大声喧哗或制造噪声，尤其是在清晨、傍晚等宁静时刻。

礼让先行：遇到狭窄路段时，应让上坡的人优先通过；遇到骑马的人，静默并站到下风处让行。

合理扎营：选择合适的露营点。不要未经允许就靠近或者穿过他人的营地。

控制好宠物：如果携带宠物，请控制好它们，以免打扰到野生动物或其他驴友。

2021 版 LNT 准则在七大准则外，新增数字足迹管理、光污染控制、无人机使用规范三项补充条款。更多关于 LNT 理念的知识，大家也可登录 LNT 的官方网站（https：//lnt.org/），学习户外环保培训课程，了解 LNT 的最新动态。希望大家在徒步的同时，多践行无痕户外的理念。

户外环保可以参与哪些活动

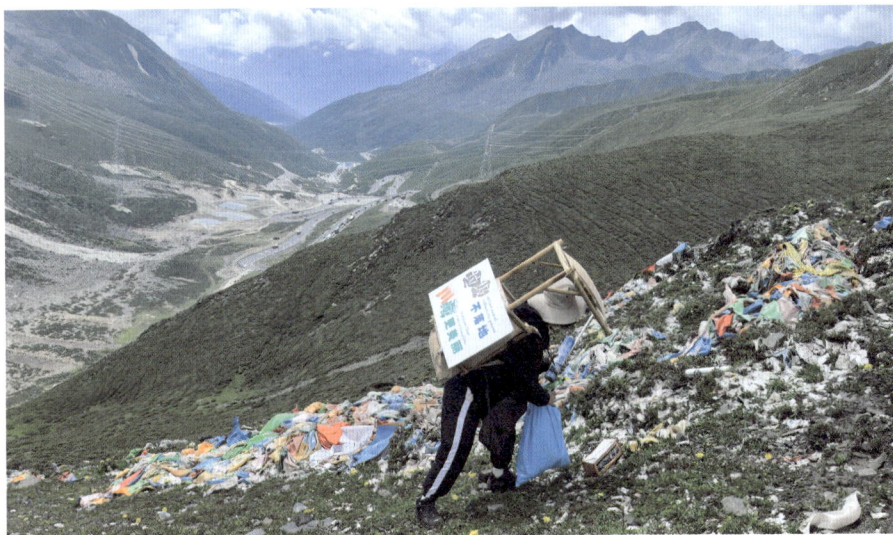

志愿者在 318 国道折多山附近清理垃圾　　　　　　　　　　　　图片拍摄：阿衡

志愿清洁活动

在很多城市周边，常有户外爱好者组织公益性的垃圾捡拾清山活动。在青藏高原等高海拔生态脆弱区，也有很多公益组织长期开展环保活动。

环保教育与宣传

通过参与公益组织的环保宣传活动，不仅能增强自身的环保意识，还能带动更多人参与环保，形成全民环保共识。

野生动植物保护

随着公众生态意识的增强，人们对人与自然关系的关注度日益增加。自然教育、自然观察等活动蓬勃兴起，帮助公众亲近自然，为野生动植物的保护奠定了认知基础。

"无痕山林"准则推广

学习 LNT 理念或者参与相关培训成为 LNT 讲师后，可以通过工作坊、讲座等形式对该理念进行宣传。日常户外活动中，也可以与队友们交流。

可持续旅行

自联合国提出 17 个可持续发展目标后，该理念已融入各行各业。在户外旅行中，强调环保型住宿、尊重当地文化、尽量选择公共交通、减少浪费和回收利用、对地区经济长期可持续发展等理念的可持续旅行，如今也得到了越来越多人的认可和实践。

可持续发展目标

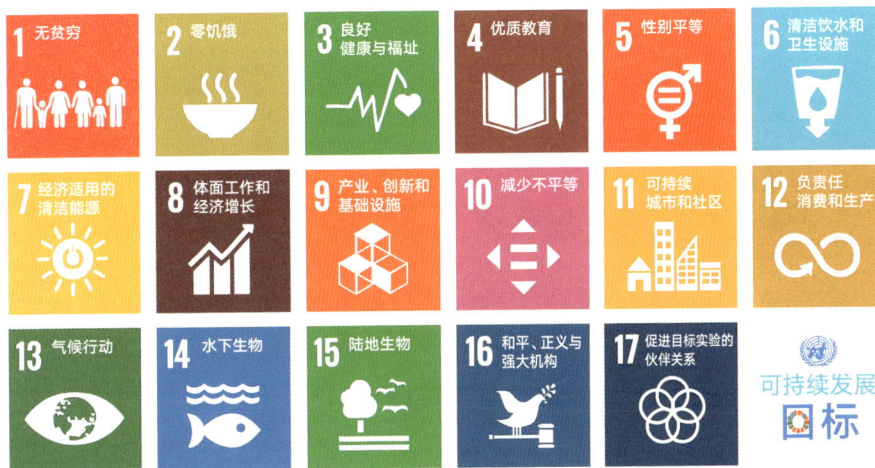

联合国发布的 17 个可持续发展目标

第三章

——

户外常见风险
及应对

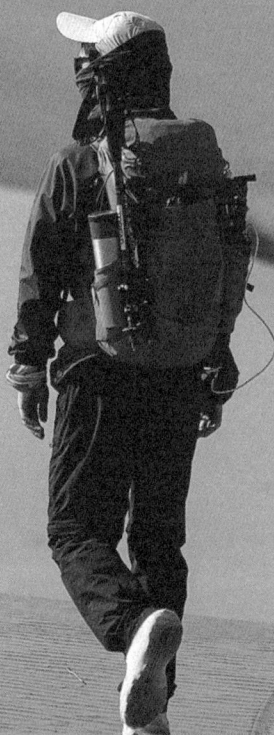

商业服务越来越完善，背包变轻了，后勤保障更细致了，绝美风景照全网可见，但这是否意味着户外徒步的风险系数降低了？答案是否定的。专业机构虽然会筛选适宜出行的周期，却无法让参与者完全规避自然环境的挑战，风霜雨雪的侵袭不会因商业服务而消失。团队会负责行李运输和餐饮住宿，但真正走入山野，面对大坡、悬崖、风霜雨雪时，困境才真正显现。从最初的错愕到逐渐崩溃，往往只在环境突变的瞬间。

高原反应、失温、滑坠、迷路……年年事故，年年复盘。每个大型节假日后的事故报道总让人格外地伤感。本章强调户外风险，并非刻意泼冷水，而是希望每位参与者建立理性认知：商业服务提升了体验舒适度，却从未改变户外徒步的本质——它始终是人与自然的直接对话，唯有敬畏风险、做好准备，才能"开心出发，安全返回"。

晒伤

晒伤是由日光中紫外线过度照射引起的局部皮肤急性炎症反应。紫外线（UV）就是让我们晒伤的元凶。紫外线是波长100—400纳米波段的光线，根据不同波长，紫外线可分为三大类：短波紫外线（UVC，100—280纳米）、中波紫外线（UVB，280—315纳米）、长波紫外线（UVA，315—400纳米）。

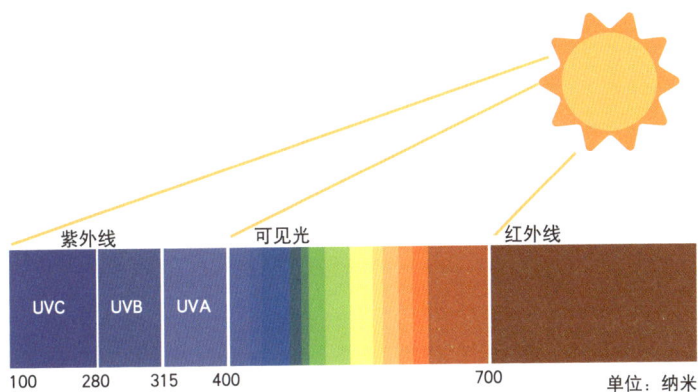

紫外线　　可见光　　红外线

UVC　UVB　UVA

100　280　315　400　　　　　　700　　　单位：纳米

可见光和不可见光光谱，紫外线的波长越短，带来的伤害越大

　　幸运的是，我们有大气层的保护。不幸的是，还是会有一部分紫外线"侥幸"通过。当太阳光穿越大气层时，几乎全部的短波紫外线（UVC）和大部分中波紫外线（UVB）都会被臭氧层吸收；而长波紫外线（UVA）则会长驱直入，占到达地表紫外线辐射总量的95%。这两种紫外线对皮肤的影响各有不同。

　　中波紫外线（UVB）：能量和穿透力都适中，到达皮肤表皮层就停止"进攻"。在长期暴晒的环境下，UVB辐射会导致晒伤、皮肤变黑，还会增加皮肤癌的发病风险，同时对眼睛和免疫系统健康也会造成潜在威胁。

　　长波紫外线（UVA）：能量弱，但穿透力强，可以直抵真皮层和皮下组织，会破坏皮肤中的胶原纤维（胶原蛋白），会导致皮肤过早老化、色斑形成，也是诱发皮肤癌等疾病的重要危险因素。

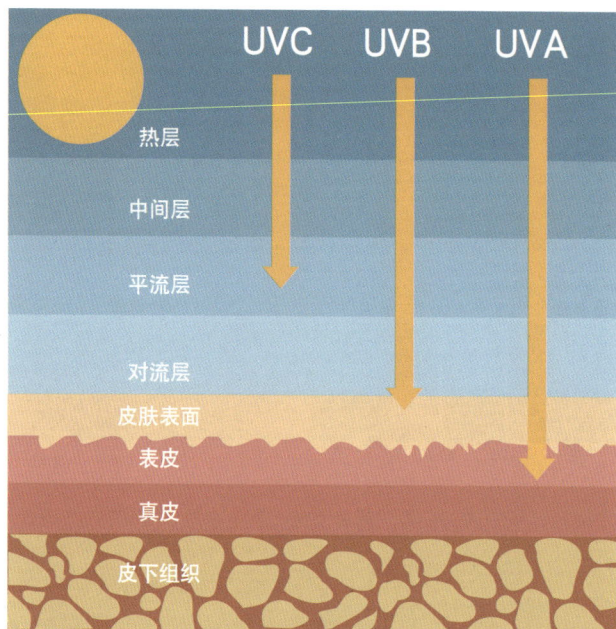

长波紫外线会导致皮肤过早老化、色斑形成，也是诱发皮肤癌等疾病的重要危险因素

人体皮肤变黑的机制与紫外线照射密切相关。黑素细胞位于皮肤表皮基底层。当受到外来紫外线刺激时，这些黑素细胞会产生黑色素，黑色素能吸收和散射紫外线，从而保护下方细胞，皮肤就会变黑。若皮肤长时间暴露在紫外线照射下，黑素细胞也扛不住，紫外线就会直接进攻细胞核，造成脱氧核糖核酸（DNA）损伤。超过九成的皮肤癌与长期过度暴露于太阳紫外线辐射密切相关。

晒伤后的常见症状

晒伤初期皮肤出现明显泛红，并伴有灼烧样刺痛感。之后会出现疼痛、瘙痒、水疱、水肿、脱皮、皮疹、色素沉着、红（褐）斑等皮肤症状，严重时还会伴随全身性反应，如恶心、发烧、畏寒、昏厥等。

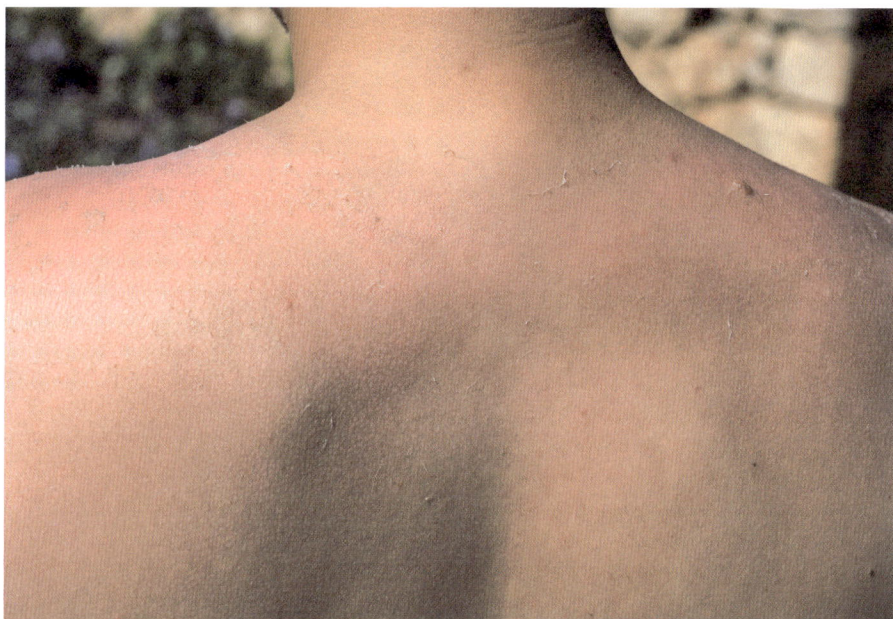

晒伤初期皮肤出现明显泛红，并伴有灼烧样刺痛感

晒伤分为三级

- **一度晒伤**

外层表皮受损。通常会有皮肤发热、压痛、肿胀、脱皮等症状，通常会在几天到一周内自己痊愈。

- **二度晒伤**

皮肤中层真皮受损。晒伤皮肤上出现水疱，可能需要数周才能缓解，且需要配合相应治疗。

- **三度晒伤**

通常由化学灼伤、火灾等造成，不完全由阳光照射引发。这种程度的损伤会严重损害皮肤的所有层，包括皮下组织的脂肪层和神经末梢，需要紧急治疗。

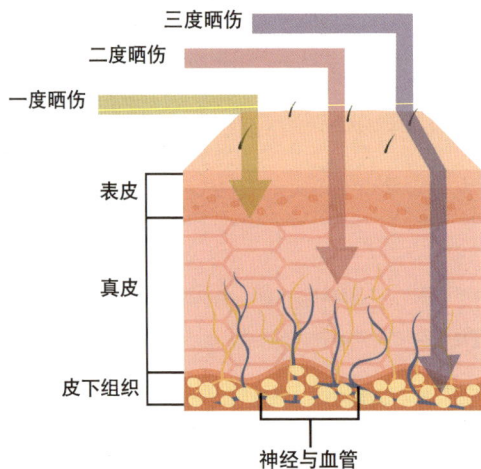

人体组织晒伤示意图

　　值得注意的是，虽然皮肤发红、疼痛等晒伤症状通常会在几天到一周内自愈，但紫外线对皮肤细胞 DNA 造成的损伤是永久性的。每次晒伤都会增加患皮肤癌的风险。因此，做好日常防晒至关重要。

晒伤后怎么办

　　晒伤后，越早处理对皮肤损伤越小，最佳处理时间为晒伤后 6 小时内，72 小时内是黄金修复期。对于轻度和中度晒伤，一般我们可自行处理。

物理降温

　　立即用冷水冲洗晒伤部位，或用浸湿冷水的毛巾、冰袋敷在晒伤处。如果出现水疱，切记不要抓挠弄破它们，避免感染，尽快就医。

药物修复

　　涂抹有镇定舒缓作用的护肤用品，如松乳霜、芦荟胶等，修复晒后皮肤；若疼痛难忍，也可根据自身情况和医生建议，服用止痛药来缓解疼痛。

及时补水

高温晒伤可能伴随脱水、中暑，需要及时补充水分。要是发生了严重的二度晒伤或三度晒伤，不要耽搁，赶快送医治疗。

如何防晒

防晒是贯穿日常生活的系统性防护工程，可采用世界卫生组织（WHO）提出的"防晒ABC原则"，保护我们的皮肤。

A-Avoid 避免阳光

选择合适时间出行。上午10点到下午3点是一天中紫外线最强的时段，尽量减少日晒，避免阳光直射。

B-Block 物理大法"遮"（硬防晒）

参与户外活动时，尽可能遮住暴露于外的所有部位。短袖配上防晒衣或袖套，或者穿着长袖、长裤都是常见的穿戴方式，帽子、头巾、墨镜、手套、冰袖也不能少。可选择带有紫外线防护系数（UPF）标识的衣服，UPF值越高，紫外线阻隔效果越好。

C-Cream 涂抹防晒霜或防晒喷雾（软防晒）

根据自身肤质选择带有UVB、UVA防护标志的防晒霜（比如敏感肌人群、儿童、孕妇等可选择有物理防晒剂的防晒霜）。使用前可先进行基础护肤，如清洁、保湿等，让防晒霜更好地发挥作用。

防晒霜并不是涂上就立即生效的，建议出门前20—30分钟涂抹。所有暴露在外的皮肤都要仔细涂抹，额头、耳朵、嘴唇、脖子都不要漏掉。一般防晒霜2—3小时就会失效，尤其是在游泳或大量出汗后，记得要及时补涂。无论是哪种防晒用品，这两个指数请记住：

SPF（Sun Protection Factor），中文叫防晒伤指数，衡量对 UVB 的防护能力。SPF 数值表示延迟皮肤出现红斑的时间倍数，SPF 数值越大，越能延长防晒伤时间。比如未防护时，皮肤在阳光下照射 15 分钟会出现红斑，在使用 SPF 20 的防晒霜之后，皮肤出现红斑的时间可以延长至 15×20=300 分钟（5 小时）。

PA（Protection factor of UVA），中文是 UVA 防晒黑指数，衡量对 UVA 的防护能力。PA 后面的"+"号数量越多，越能延长防晒黑时间。具体而言，PA+ 表示可延缓肌肤晒黑时间 2—4 倍，PA++ 可延缓 4—8 倍，PA+++ 可延缓 8 倍以上。

领队经验谈

三大常见防晒误区

阴天 / 雨天 / 雪地里都看不到太阳，我就不用防晒了！

这并不正确。紫外线强度并不完全取决于温度或天气，而是与太阳高度、纬度、云量、海拔、天气、地面植被状况等因素有关。在有冰雪反射的高山上，就更需要注意防晒了。海拔每上升约 300 米，紫外线辐射强度就会增加 4%。

我不怕晒黑，所以我不防晒！

即使你不介意被晒黑，防晒仍然很重要。防晒不仅是避免晒黑，更重要的是预防紫外线引起的氧化应激反应，避免色素沉积，降低皮肤光老化和皮肤癌的风险。

防晒产品的防晒系数越高，就越对皮肤有利！

并不完全准确。虽然 SPF、PA 值越高的防晒霜防晒效果越好，但对皮肤的刺激性也越大。SPF、PA 值高的化学性防晒霜油性大，质地也较黏腻；SPF、PA 值高的物理性防晒霜则容易让皮肤表面颗粒感重，皮肤泛白。因此，应针对不同皮肤类型和接触阳光的时间长短，选择最适合自己的防晒霜。日常通勤时一般肤质可选择 SPF2—15、PA+ 的防晒霜；敏感肌可选择 SPF15—20、PA++ 的防晒霜。参与户外活动，建议选择 SPF30—50、PA+++ 的防晒霜。

中暑

中暑，医学上称热应激综合征，是指机体长时间暴露于高温、高湿环境或在热辐射作用下，体温调节功能失衡，水盐电解质代谢紊乱及神经系统功能受损而引发的急性疾病总称。

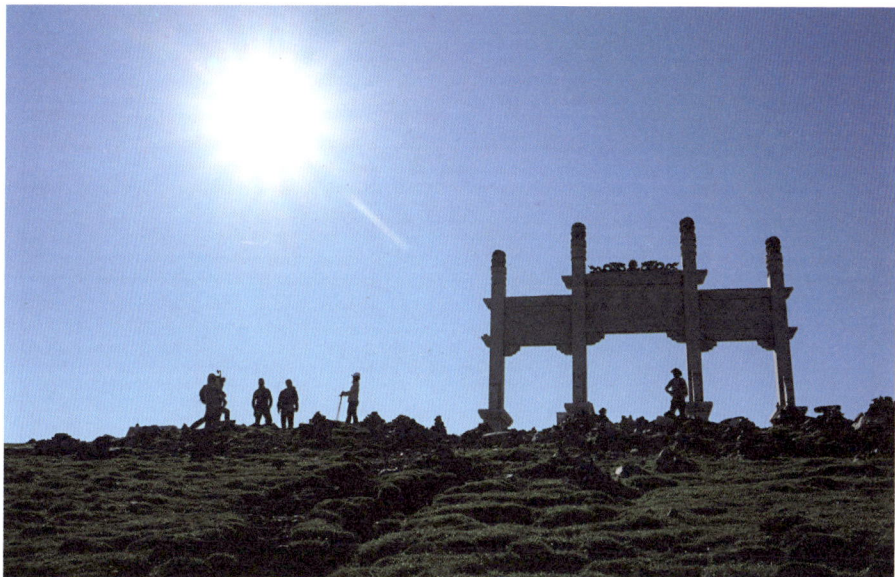

炎炎烈日下的五台山朝圣   图片拍摄：柠乐

以下情况会显著增加中暑风险：

外部环境： 高温高湿环境，尤其伴随长时间阳光直射。

通风不良： 密闭不通风的空间，热空气滞流导致散热受阻。

水分流失： 大量出汗未及时补水，导致脱水及电解质紊乱。

生活习惯： 睡眠不足、过度疲劳、神经紧张、过量饮酒，削弱体温调节能力。

特殊人群： 户外高强度劳动者、老年人、婴幼儿、肥胖人群、神经系统疾病患者、汗腺功能障碍者、慢性病（如心脏病、糖尿病）患者等。

体感温度受外界温度和湿度的多重影响，外界温度越高，湿度越大，体感温度也就越高

温度 /℃	相对湿度 / %												
	40	45	50	55	60	65	70	75	80	85	90	95	100
47	58												
43	54	58											
41	51	54	58										
40	48	51	55	58									
39	46	48	51	54	58								
38	43	46	48	51	54	58							
37	41	43	46	47	51	53	57						
36	38	40	42	44	47	49	52	56					
34	36	38	39	41	43	46	48	51	54	55			
33	34	36	37	38	41	42	44	47	49	52	55		
32	33	34	35	36	38	39	41	43	45	47	50	53	56
31	31	32	33	34	35	37	38	39	41	43	45	47	49
30	29	31	31	32	33	34	35	36	38	39	41	42	44
29	28	29	29	30	31	32	32	33	34	36	37	38	39
28	27	28	28	29	29	29	30	31	32	32	33	34	35
27	27	27	27	27	28	28	28	29	29	29	30	30	31

中暑的常见症状

根据临床表现，中暑可分为以下三个阶段。

先兆中暑

体温正常或略有升高，可能出现头晕、头疼、口渴、多汗、四肢无力、注意力不集中、动作不协调等中暑先兆症状。应立即转移到阴凉通风处，及时补充水分，并进行散热，短时间内基本可恢复。

轻症中暑

除了有先兆中暑的症状，轻症中暑还可能出现面色潮红、胸闷、恶心呕吐、脉搏加快等状态。及时转移到遮阴通风处，降温补水，松解衣物，一般可在数小时内缓解。

重症中暑

按照发病症状从轻到重，可分为热痉挛、热衰竭、热射病三类。其中，热射病是中暑中最严重的情况，又可分为经典型热射病（多发于有基础疾病的老年人群体）和劳力型热射病（多发生于运动员、户外高强度劳动者）两大类，死亡率较高。

重症中暑的发病症状

	热痉挛	热衰竭	热射病
概念	热痉挛是由于大量出汗脱水，电解质紊乱，引起的全身肌肉痉挛	热衰竭是由于严重脱水，回心血量不足，导致循环障碍，发生急性心功能障碍	热射病是高温导致体温调节系统失衡，核心温度明显升高后的严重脑神经障碍
体温	正常	正常或稍高，一般 <40℃	高热，41—42℃
症状	肌肉疼痛、抽搐	面色苍白、四肢湿冷、头晕出汗多、呕吐、昏迷	皮肤干热、呼吸脉搏加快、体温升高、头晕昏睡
流汗	明显	明显	无汗症或流很多汗

中暑后如何急救

脱离热源

如果怀疑自己或身边同伴有中暑可能，立即停止运动，离开高热环境，转移至阴凉通风的地方休息。移动过程中要小心扶持，避免二次受伤。

松解衣物

快速卸下背包，取下帽子，解开衣服领口，挽起裤腿，帮助中暑患者散热降温。在松解患者衣物时，注意保护患者的隐私和尊严。如衣服被汗水湿透还应更换衣服。

物理降温

用冷水浸湿的毛巾或冰袋，敷在手腕、颈部、腋窝、腹股沟等大血管走行区，加速散热。

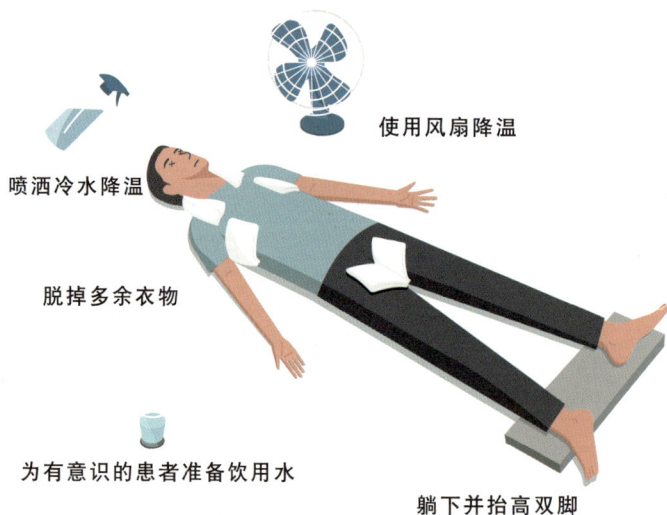

使用风扇降温

喷洒冷水降温

脱掉多余衣物

为有意识的患者准备饮用水

躺下并抬高双脚

没有空调时，也可采用蒸发冷却法为身体降温

补充饮水

补充淡盐水或运动饮料，少量多次饮用，避免一次性大量饮水引发呕吐，帮助患者尽快恢复。

急救送医

可以找有急救能力的人帮助救治；若休息后仍没有好转，拨打急救电话尽快送医治疗。

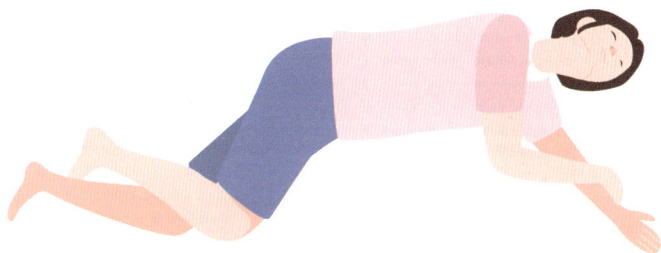

如果患者出现痉挛或意识不清醒，可暂时让其保持侧卧，抬起下巴，头后仰，保持呼吸道畅通的复苏姿势

如何预防中暑

避免高温时段外出

每日上午 10 点到下午 3 点，是一天中气温最高、紫外线辐射最强的时段，尽量避免外出运动。如需外出，提前规划路线并缩短停留时间。

多喝水

在户外高温环境下，一天喝 1.5—2 升水（等于 3—4 瓶 550 毫升矿泉水），少量多次饮用。记得定时补水，不要等到口渴缺水时再喝。如果有大量出汗的情况，可以喝些淡盐水、含电解质的饮料，不建议喝酒精性饮料和高糖饮料。

烈日炎炎的巴丹吉林沙漠　　　　　　　　　　　　　　　图片拍摄：阿 K

备好防暑药品

夏季出门，可适当准备清凉油、藿香正气水、十滴水、暑症片、人丹等防暑药品。藿香正气水主要用于治疗夏季风寒感冒，十滴水主要用于治疗暑热引起的中暑急症。

合理装备

外出活动时，可选择散热、轻便、宽松、速干的户外服装。携带墨镜、帽子、遮阳伞，涂好防晒霜。

注意行走节奏

徒步中注意行走节奏，连续徒步时长不宜超过 1 小时。高温情况下可 30 分钟左右休息一次，每次休息 5—15 分钟，避免体温过高、出汗过多，引发中暑。

结伴同行

一人出行就怕遇到突发情况，多人结伴可尽早发现意外。如果同行者中有儿童、老年人、高运动强度以及有特殊病史的人，也需要特别注意。

合理睡眠

合理安排作息时间。保证充足睡眠才能精神饱满，增强身体抵抗力。

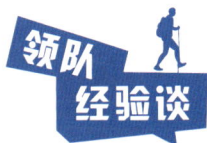

领队经验谈

中暑小贴士

中暑后可以马上进空调房吗？

中暑后，不要立马进入温度过低的空调房。这样做可能导致皮肤毛孔剧烈收缩，阻碍正常排汗和散热。可将空调温度调至 26—28℃，避免直接对着人吹，保持通风。夏季使用空调时，最好将温度控制在与室外温差 5—10℃。室内外温差太大，反而容易导致中暑或感冒。

中暑了好热，可以马上吃冷饮吗？

建议不要。在户外活动中或活动后，不要马上吃很多冷饮。因为冷饮可能会降低胃的温度，冲淡胃液，导致胃部生理机能受损。轻则消化不良、腹泻，重则导致急性胃炎。可以等身体温度大幅度下降后，再来点冷饮。

中暑了可以吃退烧药降温吗？

不建议，二者的发病原理不同，错误吃药可能会加重病情。中暑导致的体温升高是由于高温环境或剧烈运动导致的无法有效散热，体温调节中枢功能受损。而普通发烧一般是由于免疫系统对病原体的反应，导致体温调节中枢上调体温以对抗感染。中暑后应首选物理降温，比如移动到通风庇荫的地方，松衣补水，冷敷降温。

失温

失温在医学上称为失温症、低体温症，是指人体核心温度降至35℃以下的一种状态。需要说明的是，这里的核心温度和我们平时用体温计测的体表温度不一样。核心温度需通过直肠、食道或肺动脉导管测量，反映心脏、肺部、大脑等深部脏器温度，相对稳定；体表温度则会因为身体部位、时间及环境的变化而波动。

既然核心温度那么稳定，我们为什么会失温呢？

人是恒温动物，正常体温一般在36—37℃。我们能维持体温恒定，得益于体内的体温调节系统。在正常状态下，系统通过产热和散热，保持着动态平衡。当机体热量散失速度大于热量补给速度，"天平"平衡被打破，调节系统失衡，核心温度无法维持在35℃以上时，就会引发失温。

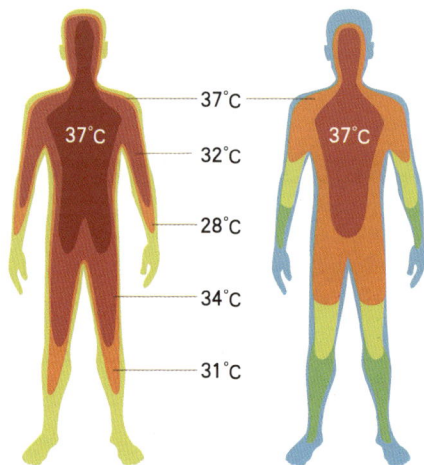

人体的核心温度相对稳定，但体表温度会受到外部环境和内部调节的共同影响

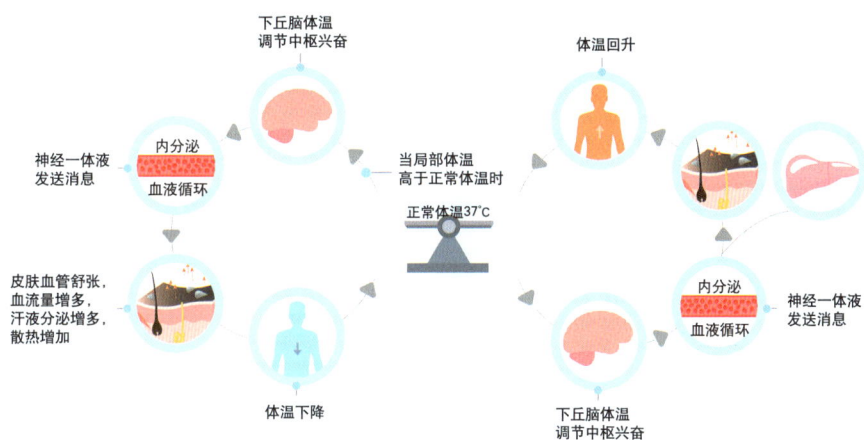

皮肤、黏膜等温度感受器将外界温度变化汇报给下丘脑体温调节中枢，由其下达指令进行体温调节

失温的一般症状

失温并非突然发生，而是循序渐进、逐步加重的过程。一般来说，失温按照严重程度可分为四个阶段。

第一阶段：代偿期（＞35℃）

核心温度还在 35℃ 以上，但略低于正常，人体的精神状态基本正常，只是手脚发凉，感到有点冷。相信很多人都有过类似经历。

第二阶段：轻度失温（32—34.9℃）

身体出现寒战，呼吸浅快，皮肤上出现"鸡皮疙瘩"；手脚麻木僵硬，无法完成复杂动作，判断能力下降。需要注意的是，如果出现不停想排尿，或者有反常温暖的感觉，这是轻度失温后期向中度失温发展的信号，也是自救的最后时段。可以通过拇指和小指能否接触，或者脚跟对脚尖能否直线行走5 米，自测身体协调能力是否失衡。

第三阶段：中度失温（28—31.9℃）

身体寒战减少甚至消失，面色苍白，唇、耳、手指和脚趾逐渐丧失活动能力甚至变蓝；站立行走困难，语言表达能力也慢慢丧失，还可能出现"反常脱衣"等意识障碍现象。

第四阶段：重度失温（＜28℃）

暴露皮肤变蓝，意识模糊，出现昏迷，随时面临死亡风险，甚至出现《卖火柴的小女孩》故事中的"微笑死亡"现象。

失温的三大帮凶

风

夏季刮风下雨，冬季寒风肆虐，风会加剧身体热量散失。风速越大，人体散失的热量就越多，就越容易感到寒冷，引发风寒效应，使体感温度显著低于实际气温。

一般来说，当气温高于0℃，风力每增加2级，人的体感温度会下降3℃至5℃；当气温低于0℃，风力每增加2级，人的体感温度会下降6℃至8℃。因此，在开阔的野外环境中，即使实际温度与有建筑物遮挡的城市相近，大风也会使人感觉寒冷得多。

湿

水分蒸发会带走大量热量，是我们都熟知的物理原理。当大风和恶劣天气叠加后，衣物保暖层打湿，引发水寒效应，加剧体温丧失。

冷

长时间暴露在较冷的环境中，人体容易出现呼吸加快、心率上升、寒战等失温初期症状。若不及时应对，可能会破坏体温调节系统，引发失温症。

这三大因素中，任意两种同时出现，都会增加失温风险。

失温的应对方法

针对上面提到的失温三大诱因"风、湿、冷"，我们采用"躲、换、补"三大办法来应对。

躲

• 安全转移

尽快离开恶劣环境。寻找岩石后方、山洞等可以避风避雨的地方。条件允许时，可快速搭起帐篷。在转移患者时，注意平移、轻放。

• 隔绝低温

不要让患者直接接触湿冷地面。可以用干燥的睡垫、衣物、救生毯等将患者与地面隔绝，防止其核心体温继续流失。

换

• 干燥处理

如果患者内层衣服湿了，建议尽快擦干身体，换上干燥衣物，让其钻进睡袋或用厚衣物包裹全身。

补

• 核心区增温

可以用热水瓶、热水袋、暖宝宝等，对患者脖子两侧、腋窝、腹股沟等核心区进行加温。如果没有条件，施救者可通过贴身接触为患者取暖。需要注意的是，四肢做好被动保暖即可，切勿使劲揉搓患者四肢，否则可能会导致冷血回流冲击心脏！

- **补充能量**

可以补充热巧克力、浓糖水等高热量食物。

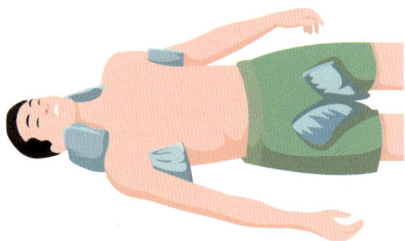

当患者失温时，可在脖子两侧、腋窝、腹股沟区域加温

如何预防失温

行前准备

提前了解目的地的地理环境、天气温度、行程路线等基本信息和一些特别要注意的地方，应对可能出现的风险。

衣物带足

热了脱，冷了加，湿了换。遵循"三层穿衣法"，准备包括内衣、保暖衣物、脖套、透气防水的冲锋衣、雨衣、帽子等备用衣物。

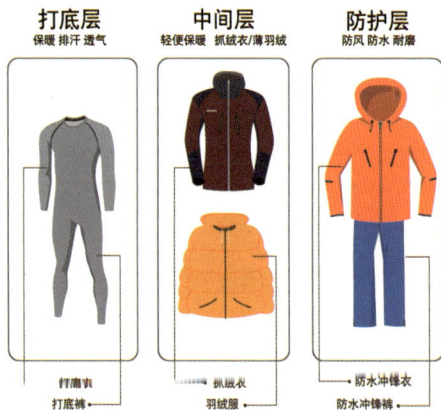

打底层
保暖 排汗 透气

中间层
轻便保暖 抓绒衣/薄羽绒

防护层
防风 防水 耐磨

排汗衣
打底裤

抓绒衣
羽绒服

防水冲锋衣
防水冲锋裤

户外活动时，应遵循"三层穿衣法"

食物管饱

携带足够的高热量食物和饮水，把握好运动节奏，防止体力透支及脱水。

常备急救毯

随身携带保温急救毯，关键时候可用于保暖或搭建临时庇护所。

知己知彼

时刻关注自己的状态。遇到大风、大雨、降温等情况，更要合理评估自己的身体情况，一定不要冒险前进。及时撤离不丢人，安全回家才是对。

保持沟通

让家人朋友和相关人员清楚你的徒步线路和进出山时间，在有信号时及时与他们沟通，以便在紧急情况下及时获得救援。

领队
经验谈

失温的两大误区

失温只在寒冷环境下才会发生！

事实并非如此，在高温下也可能发生失温。炎炎夏日，当衣服湿透，高温蒸发后，被风一吹，身体热量迅速丧失，很有可能造成失温。

喝酒越喝越暖！

饮酒后更需当心。饮酒后，酒精进入血液，刺激毛细血管扩张，加速血液循环，使体表散热增加，短期内让人产生喝酒越喝越热的错觉。但这种温暖只是表象，并不代表酒精能增加身体热量。恰恰相反，饮酒可能会导致身体核心温度下降，让热量流失更快！另外，老年人、儿童、体弱人群，以及有心脏病史、甲状腺功能减退等病史，或服用安眠药、抗抑郁药物等镇静类药物的人，都是失温的易发人群，在日常生活和户外活动中需要格外注意。

抽筋

抽筋，几乎每个人都经历过吧！徒步、越野跑、马拉松时突然腿部抽筋导致一瘸一拐，半夜被腿部酸爽到惊醒，甚至连玩手机时大鱼际肌（手掌拇指根部的肌肉群）都能抽筋。为什么好好的肌肉会突然不受控制呢？

首先，我们需要简单了解我们的肌肉。人体肌肉可分为三类，即存在于心脏的心肌，分布于肠、胃、血管的平滑肌，以及附着在骨骼上控制运动的骨骼肌。前两种肌肉都受非自主神经控制，只有骨骼肌可由意识自主控制。运动的完成需要大脑发出指令，由运动神经传达给骨骼肌，最后通过肌肉纤维收缩来实现。抽筋，正是骨骼肌在收缩时遇到了麻烦。

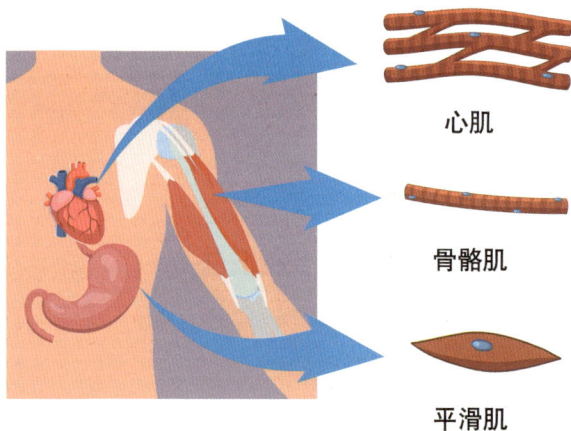

人体肌肉的三种类型

抽筋，学名肌肉痉挛，指肌肉突然猛力强直收缩，导致其出现的局部疼痛症状。

这里我们主要讨论最常见的抽筋，多发在小腿肌肉（腓肠肌）、大腿肌肉、足部和脚趾、手臂和手指、背部、腹部等部位。

抽筋的原因

一般的腿部抽筋很常见并且通常是无害的，会在持续几秒到几分钟后自行消退，但肌肉可能会在抽筋停止后感到酸痛，无须特别担心。如果频繁发生抽筋且伴有其他症状，建议去医院咨询专业医生。

导致抽筋的常见原因有以下几种情况：

改变肌肉神经控制过程：不经常运动，尝试新动作，容易造成肌肉疲劳和动作不规范，导致发生肌肉痉挛。

电解质紊乱：炎热天气或大量运动后出汗，没有及时补水造成的电解质紊乱，肌肉兴奋性改变导致抽筋。

寒冷刺激：寒冷环境下血管收缩，血液循环不畅通，肌肉更容易发生强直收缩。比如游泳水温低、睡觉吹空调没盖好被子、寒冷天气热身准备不充分等，都是抽筋的诱因。

温度骤变：在温度变化较大的环境中运动，也容易导致肌肉抽筋。最典型的就是从温暖的环境下，没做热身直接进到冰凉的水中游泳。

疲劳：长时间或高强度运动后，特别是无氧运动后，会导致肌肉短时间内持续收缩，产生代谢废物；如果没有给肌肉足够时间休息，也容易引起抽筋。

长时间站着或坐着：长时间保持同一姿势，如整天坐在办公室还跷二郎腿，或者久站排队，都有可能引发腿部抽筋。肌肉疲劳无法得到充分休息时，抽筋就来了。所以，久坐者定时起身活动，久站者也最好隔段时间，就坐下来休息会儿。

领队经验谈

抽筋 = 缺钙？

在很多人的印象中，腿抽筋无疑是缺钙的信号，尤其对长身体的小朋友和吸收钙能力较弱的老人，家里人总是很担心。事实上，缺钙的确会引发抽筋，抽筋不一定缺钙。除了钙，缺乏镁、钾、维生素 D，也都可能引起抽筋。另外，脱水、肌肉疲劳、神经系统问题、代谢性疾病、药物副作用等，也都可能引起抽筋。

抽筋后的缓解方式

应对抽筋需"反其道而行之"，往反方向使力。当抽筋发生时，向着肌肉收缩的反方向拉伸，将痉挛肌肉拉长。下面是一些缓解各部位抽筋的实用方法。

手指、手掌抽筋

反复握拳，并用力张开；将手掌向手背方向缓慢掰动，拉伸手腕和手指肌肉。

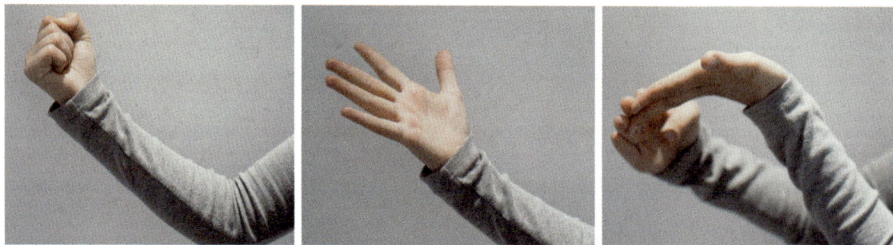

手指、手掌抽筋拉伸方式

上臂抽筋

将手握成拳头并屈肘，然后再用力伸开，如此反复。

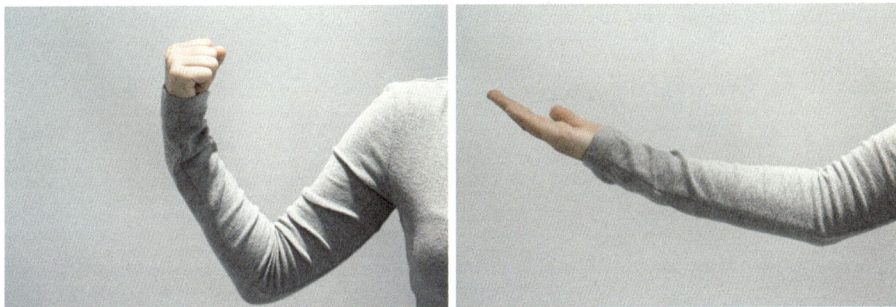

上臂抽筋拉伸方式

脚趾或小腿抽筋

握住抽筋腿的脚趾，用力向上拉；用同侧手掌压在抽筋小腿的脚背上，帮助腿伸直。

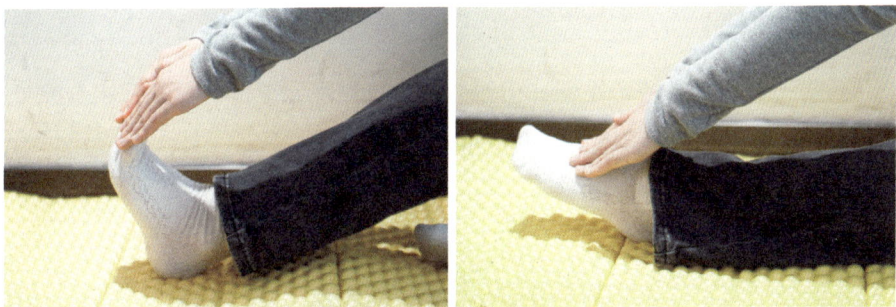

脚趾或小腿抽筋拉伸方式

大腿抽筋

如果是大腿前侧抽筋，弯曲抽筋的大腿，与身体平行，用两手抱紧小腿；如果是大腿后侧抽筋，腿向前伸直，脚后跟点地，屁股向后坐，如此反复直到症状缓解。（如果大腿经常抽筋，及时就医检查。）

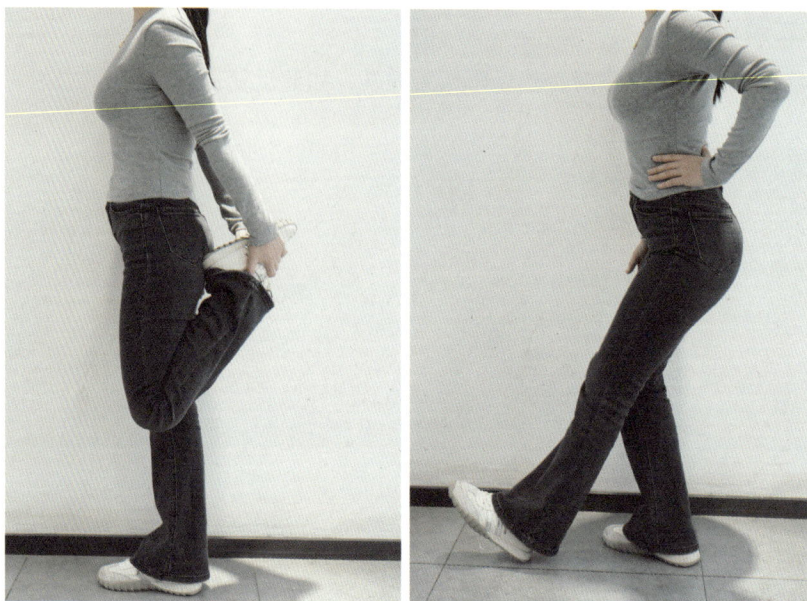

大腿前侧抽筋拉伸和大腿后侧抽筋拉伸方式

后背抽筋

双腿跪在地上，两个手臂往前伸，上半身贴地，臀部尽量往后坐，充分拉伸后背。坚持 1 分钟，直到症状缓解。

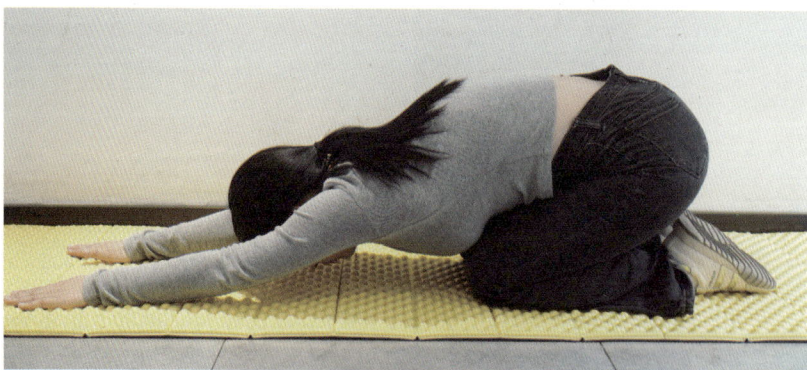

后背抽筋拉伸方式

游泳时抽筋怎么办

游泳时发生抽筋，确实难受又危险。不过既然发生了，需采取以下措施，尽力控制好身体。

保持镇静

尽量保持冷静不要慌，避免呛水误吸，只有头脑清醒了才能应万变，保持体力的同时可以大声呼救。

伸展和放松肌肉

如果是小腿抽筋，和在地面上一样，尝试用手抓住脚趾，向膝盖方向拉伸；如果是手臂抽筋，可以用另一只手拉住手指，帮助拉伸。需要特别注意的是，在做动作的时候尽量让身体浮在水面上，避免挣扎带来的体力消耗。

换泳姿游向岸边

一旦情况好转，尽快游向岸边。如果可能的话，也可以尝试换种泳姿。

上岸后

上岸后及时寻求帮助，等待救助时可补充电解质饮料，并继续进行拉伸，直到抽筋症状微弱，腿部肌肉完全放松。

- **按摩**

通过轻度按压、揉捏，排出堆积的肌酸、乳酸等代谢产物，放松后肌肉血液循环通畅，让肌肉得到舒缓。比如比赛前后，运动康复师会帮助运动员放松肌肉。

- **热敷**

因寒冷刺激引起的腿抽筋，可对抽筋部位热敷或用热水冲淋缓解。保持肢体温暖，减少骨骼肌收缩，促进血液循环。

• 补充电解质

除了通过外部辅助缓解抽筋症状，也可以从内部补充些水分和电解质。

如果只是偶尔抽筋可采用上面的 3 种方法缓解。如果抽筋严重且已经影响了生活，建议咨询专业医生治疗。

如何预防抽筋

平时多锻炼

平时多做拉伸，多锻炼身体，日常可针对薄弱环节和肌肉进行提升，提高机体对肌肉的控制能力。

营养均衡膳食

可以多晒晒太阳，吃些牛奶、豆制品、深色绿叶菜等含钙丰富的食物，强身健体。需要注意的是，补钙要科学。过量补钙可能导致泌尿系结石、心律失常等情况。

天热少出门

避免高温炎热天气下的剧烈运动，也不要毫无准备地突然猛烈运动。

热身很关键

运动前对四肢、腰部、颈部等做好充分的热身准备，拉伸好肌肉，提供其柔韧性。

运动多补水

运动期间和运动结束后，可饮用含有镁钠等电解质的运动饮料，尽量避免喝酒或咖啡。

结束后放松

运动后做好拉伸，让肌肉充分放松，注意四肢保暖，降低发生抽筋的概率。

护膝

膝盖是人体最大且最复杂的关节，我们日常行走、运动和负重都得靠它。膝盖的结构看似复杂，拆分可以记为 1 层滑膜、2 个半月板、3 块骨头、4 根韧带。

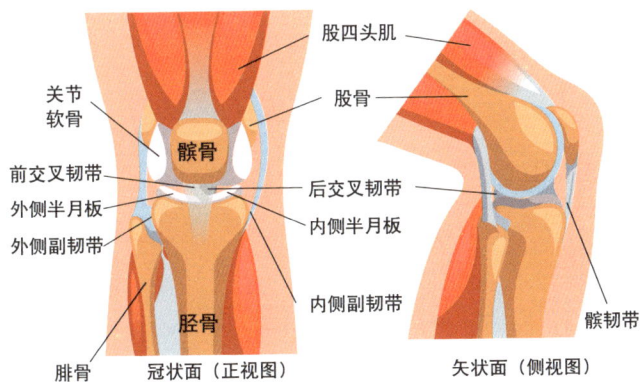

膝关节解剖示意图

滑膜

滑膜囊中充满滑液，可润滑关节面，减少运动时的骨间摩擦。

半月板

半月板在膝关节内，位于大腿骨和小腿骨之间，是个有减震作用的软骨垫片。左右膝盖各有两个半月板：内侧半月板位于膝盖内侧，呈较大的"C"

形；外侧半月板位于膝盖外侧，呈较小的"O"形。

骨头

股骨（大腿骨）： 下端有两个内侧和外侧髁，与胫骨平台相接。

髌骨（膝盖盖）： 覆盖在股骨髁前方。

胫骨（小腿骨）： 上端有内侧和外侧两个平台，与股骨髁相接。

韧带

前交叉韧带（ACL）： 防止胫骨向前移动超出股骨。

后交叉韧带（PCL）： 防止胫骨向后移动超出股骨。

内侧副韧带（MCL）： 膝关节内侧，连接股骨和胫骨。

外侧副韧带（LCL）： 膝关节外侧，连接股骨和腓骨，防止膝盖内翻。

膝关节常见急性损伤

半月板损伤

当我们进行膝盖弯曲、突然扭动、急停变向的运动时，比如打篮球、踢足球、打网球、长时间高强度跑步等，都有可能发生半月板损伤。半月板损伤按照发病时间可分为慢性和急性两种，按照关节的损伤又可分为 4 个损伤等级。

十字韧带损伤

十字韧带损伤通常指膝关节内的前交叉韧带（ACL）或后交叉韧带（PCL）的损伤。突然改变方向、跳跃落地不稳、受到直接撞击时，都有可能发生十字韧带损伤。

膝关节侧副韧带损伤

膝关节侧副韧带损伤指的是内侧副韧带（MCL）或外侧副韧带（LCL）的损伤。膝关节内外侧受到撞击，小腿被动内翻或外翻，都易导致膝关节侧副韧带受损。

除了上面提到的三种急性损伤，我们的膝盖还可能出现滑膜炎、髌骨损伤、关节炎、骨质疏松等问题。

膝盖受伤后，我们可以遵循"RICE"原则进行初步处理，即休息（REST）、冰敷（ICE）、加压包扎（COMPRESSION）、抬高患肢（ELEVATION）。如果膝盖已经发生了上述损伤，或出现膝盖疼痛、发凉、发紧、有嘎吱嘎吱的骨摩擦音等症状，在自行采取措施后，请及时找医生寻求专业帮助，不要拖！

毁坏膝盖的 5 个坏习惯

不控制体重

作为人体重要的承重器，膝盖的平均承重为 35 公斤。不过真用起来，它的能力可远不止于此，下面是不同运动的膝盖负重倍数。

不同运动的膝盖负重倍数

动作	膝盖负重 / 体重	动作	膝盖负重 / 体重
平躺	0	跑步	4 倍
站立和走路	1—2 倍	打球	6 倍
上坡和上下楼梯	3—4 倍	蹲下和跪下	8 倍

由此可见，超重或肥胖会增加膝盖的负担，加速关节磨损。衡量体重是否健康，可参考BMI（身体质量指数）指标，BMI的计算方式为：体重（千克）÷身高^2（米^2），具体标准如下。

BMI 参考标准　　　　　　单位：kg/m²

BMI 分类	WHO 标准	亚洲标准	中国参考标准	相关疾病发病的危险性
偏瘦	<18.5	<18.5	<18.5	低，但其他疾病危险性增加
正常	18.5—24.9	18.5—22.9	18.5—23.9	平均水平
超重	≥25	≥23	24—27.9	
偏胖	25.0—29.9	23—24.9	28—30	增加
肥胖	30.0—34.9	25—29.9	30—35	中度增加
重度肥胖	35.0—39.9	≥30	≥35	大幅增加
极重度肥胖	≥40.0			极度增加

平时不锻炼与突然剧烈运动

对于平时很少运动的人来说，腿部肌肉力量不足，突然进行长距离徒步或是高强度运动，很容易造成膝关节损伤。比如常见的下山腿软、腿抖，就是腿部力量不足导致的。

长期持续性高强度运动

太懒惰或者太勤快都是不可取的，过度运动同样会对膝盖造成损伤。跑步要慢慢增加跑量，渐进式训练才最可取，避免突然进行高强度运动。

长时间跪、蹲、坐

对大多数上班族来说，平日里长时间坐在办公室不可避免。长时间久坐会导致膝盖功能下降，关节滑囊营养传递减弱。喜欢跷二郎腿、上厕所玩手机的人，对膝盖伤害更大。也难怪有人言"能坐着别站着，能躺着别坐着"。建议每小时起来，走动走动，倒杯水，站在过道边拉伸边看看窗外，都是再好不过的了。也可以在座位上抬大腿蹬小腿，模拟"登山"。

不注意保暖

寒气入侵也会导致膝关节受损，引发疼痛和炎症，别等老寒腿了再珍"膝"。

如何预防膝盖受伤

关于如何预防膝盖受伤，基本可以总结为：自身硬，装备强，多注意。

给关节加点营养

常见的关节膳食补充剂成分包括氨基葡萄糖、硫酸软骨素、非变性 II 型胶原蛋白、姜黄素等（具体请根据自身情况咨询医生，切勿乱用药）。适当补充关节营养，保持膝盖好活力。40 岁以上人群可以适当补钙，预防骨质疏松。

锻炼下肢力量

其实保护膝盖本身，重要的还是增强下肢力量。下面几个动作，日常可以学起来，更多训练动作大家可根据自身身体情况，结合实际训练。

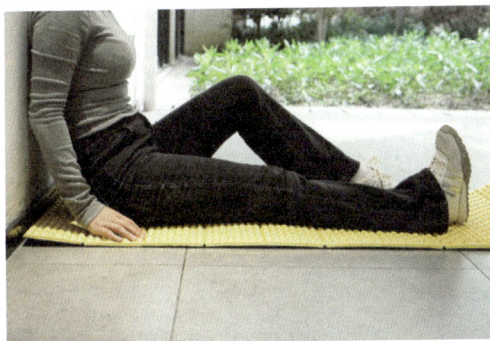

股四头肌等长收缩：仰卧位双腿伸直、收缩大腿前侧的股四头肌，保持 20 秒后放松，重复多次

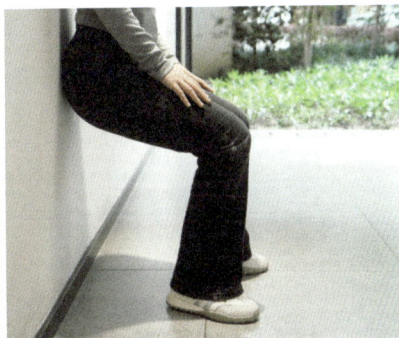

靠墙深蹲：背部贴墙站立，下蹲至大腿与地面平行，保持 30 秒至 1 分钟，缓慢站起，重复多次

选好选对装备

根据不同运动距离和环境，因地制宜选好装备。比如合脚且抓地力好的徒步鞋，轻便容量大有背负的背包，可以分散体重减轻膝盖压力的登山杖等，在徒步中都很重要。

运动前合理热身

在参与所有运动前，都要合理热身。充分的准备活动，既能调动肌群，又能使韧带温度升高，逐渐适应运动负荷强度。

保持正确的徒步节奏和步伐

任何运动都讲求平衡，户外徒步更是如此。在徒步行进中，采用正确的姿势，可减少膝盖的压力。

上坡时，挺胸抬头收屁股，不要弯腰，尽量用大腿和屁股的肌群发力；坡度较陡时，可以外八字小步幅前进；控制好呼吸节奏，比如每走两步深吸口气，再走两步呼出。

下坡时，系好鞋带，扣好背包。同样是挺胸屈膝，缩短步幅，将重心保持在腿部上方。与此同时，减轻背包重量，借助登山杖，防止重心偏离，减少膝盖承受压力。采用"Z"或"S"形迂回上下山，可减轻膝盖压力。

之前遇到过伙伴下山时大跨步蹦蹦跳跳，结果第二天膝盖就受不了的情况。提醒大家还是对膝盖问题不能掉以轻心，膝关节养护越早开始越好。

尽力而为，循序渐进

如果想开始运动，可以每天渐进式增加运动时间和强度来安排。可采用徒步、骑车、游泳等运动交替进行，也能一定程度保护膝盖因运动受损。在参与运动时，如果感到不适要立刻停下来，不要勉强，这是身体在发出警示信号。

如何选择合适的护膝

护膝，就是保护膝盖的装备。严格来说，护膝是戴在膝盖上的防护装备，用来保护膝盖免受摔倒，缓冲撞到障碍物造成的冲击，为长时间跪姿提供衬垫。

护膝的主要作用有三点：稳固支撑膝关节、缓冲碰撞及保暖。随着运动医学和材料科学的发展，如今的护膝种类十分多样。

根据功能来看，可分为预防性护膝（激烈对抗运动，保护运动员膝盖免受伤害）、功能性护膝（支撑已受伤的膝关节）、康复性护膝（术后恢复用来制动）、减压性护膝（患者恢复期保持制动）等。

根据形状来看，护膝又有髌骨带（小巧轻量便携）、开孔式髌骨支撑护膝（户外最常见、能有力锁住髌骨）、筒状软护膝（初级预防、较轻量便携）等多种类型。

建议徒步、越野跑可选择开孔式护膝，肌腱痛、常做跳跃式运动则可选髌骨带，保暖和预防受伤可选筒状软护膝。

需要特别注意：如果没受伤，不建议日常长期佩戴护膝！护膝本质上是护具，是运动损伤后的无奈选择。比如坚持带伤上阵的运动员，或者关节伤病后还没有完全恢复的情况。对于没受伤的健康人群，日常长时间戴护膝，反而会弱化肌肉力量和控制力，更容易受伤。

崴脚

人体的脚踝，宛如一座连接腿与脚的精巧桥梁。不仅承载着身体的重量，还让我们能灵活地站立、行走、跑跳。踝关节分为外踝和内踝，解剖结构复杂，主要包括骨骼、关节、韧带、肌腱、肌肉、神经、血管等结构。此处主要介绍常见的易受伤部位。

踝关节由胫骨、腓骨、距骨连接而成。

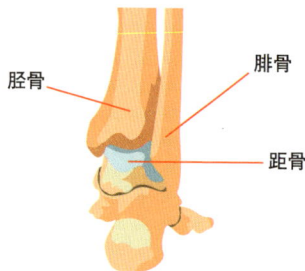

胫骨　　　　　　　　腓骨

距骨

距骨上端藏在胫骨和腓骨下端形成的骨窝里，下端连接着跟骨

韧带是由细小结实的胶原蛋白组成的像绳子一样的纤维结构，将骨骼与骨骼两两间连接在一起。踝关节韧带主要分为内侧韧带和外侧韧带两大类。

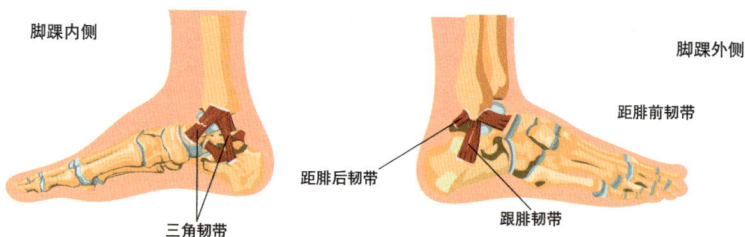

脚踝内侧　　　　　　　　　　　　　　　　　脚踝外侧

距腓前韧带

距腓后韧带

三角韧带　　　　　　跟腓韧带

脚踝内、外侧韧带示意图

崴脚，在医学上称为踝关节扭伤，踝关节内韧带的软组织损伤，是一种常见的运动损伤。根据受伤位置和韧带的不同，崴脚通常可分为内翻、外翻、高位踝关节扭伤三大类。

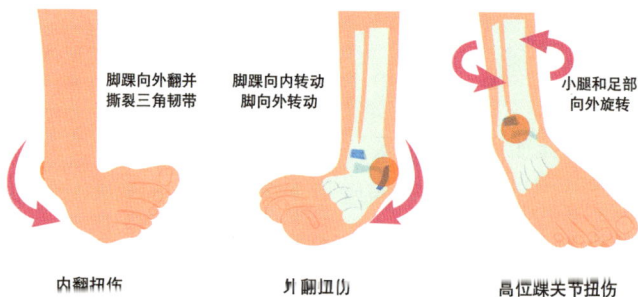

脚踝向外翻并　　脚踝向内转动　　　　小腿和足部
撕裂三角韧带　　脚向外转动　　　　　向外旋转

内翻扭伤　　　　　　外翻扭伤　　　　高位踝关节扭伤

脚踝扭伤的类型

内翻扭伤

内翻扭伤是最常见的崴脚类型。通常发生在脚踝向外突然扭动时，会对外侧踝韧带复合体造成损伤。绊倒、摔跤、踩空、跳跃等，都可能造成内翻扭伤。

外翻扭伤

相对内翻较少见，发生在脚踝向内翻转时。在不平坦的地面上踩空、受到强烈的外力作用，都可能导致内踝的三角韧带受伤。

高位踝关节扭伤

通常由碰撞或高冲击力运动引起，比常见的内翻、外翻更严重，会伤及韧带，甚至骨折。

为什么会崴脚

当我们让踝关节超出正常的活动范围，就可能导致崴脚，具体可分为外部因素和内部因素两类。

外部因素

地面环境：碎石路段行走、雨天雪天滑倒、上下楼梯踩空等。

运动不当：运动前没有充分热身活动关节；运动时发生意外，跳跃后落地不稳，被人踩脚绊倒等。

穿着不当：穿着高跟鞋、拖鞋、板鞋或不合脚的鞋子走路。

内部因素

先天条件：高足弓、扁平足、关节松弛症等。

肌肉力量不足：踝关节周围肌肉力量弱，易受损伤；过度劳动、高强度运动后，肌肉疲劳，易受伤害。

原有伤病：以前踝关节曾经扭伤过，再次扭伤风险增加。

领队经验谈

为什么会反复崴脚？

反复崴脚又称为习惯性崴脚，专业术语称为慢性踝关节不稳。据临床统计显示，近五分之一的踝关节扭伤会发展成为习惯性崴脚；踝关节扭伤后，再次受伤的可能性比未受过伤的踝关节高出 40%。

造成反复崴脚的原因，一是没有得到规范的治疗，如打石膏、戴护具固定，没有把韧带和软组织调整到正常位置让其慢慢愈合。二是没有进行充分的康复锻炼，比如感觉好点了就开始跑跳，无疑会增加关节松弛的风险。总的来说，就是没有充分休息。如果已经出现了反复崴脚，建议及时就医检查，评估韧带等软组织损伤。不要掉以轻心，等关节松动就晚了。

崴脚常见症状

崴脚后，通常会出现疼痛、肿胀、瘀血、脚踝不稳定、行走困难等症状。根据韧带损伤的程度，崴脚可分为 3 个等级：

1 级（轻度）：韧带纤维轻微拉伸或出现非常小的撕裂。脚踝出现轻微肿胀，接触疼痛。

2 级（中度）：韧带未完全撕裂。脚踝受伤处肿胀，活动时会感到疼痛。

3 级（严重）：韧带完全撕裂。脚踝肿胀明显，伤处强烈疼痛，行走困难。

怎么知道我是扭伤了，还是骨折了

扭伤：疼痛、肌肉痉挛无力、轻度肿胀等。

骨折：扭伤时会有骨头摩擦声、疼痛强烈、迅速肿胀、无法站立和挪步、在负重时出现骨压痛等。

在受伤自我评估后，应尽快寻求医疗帮助，拍 X 线片、做磁共振成像（MRI）等检查后，才可确认受伤程度和治疗方法。

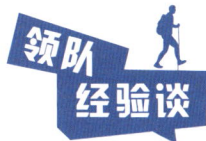

领队经验谈

崴脚的五大误区

不就是崴了一下脚，没啥大事，休息两天就好了！

切勿轻视。崴脚后若感到不适，需及时就医，不要让"小崴脚"变成"大麻烦"！严重的崴脚可能导致韧带撕裂甚至骨折。若错过最佳治疗时期，还容易在脚踝周围韧带留下慢性疼痛等后遗症。

脚崴了，赶紧贴上膏药，涂点红花油！

不要这样操作！发生崴脚后，切忌立即使用有活血化瘀作用的药物，可能会加重肿胀。在受伤后应进行冷敷。这之后再用药，消肿止痛。另外，红花油中含有酒精成分，涂抹时需要避开伤口部位，防止让你更疼。

太疼了！赶紧用热毛巾敷一下，散散热就没那么痛了吧！

这样做是不对的！在崴脚后 48 小时内，应在受伤处冷敷，使血管收缩，进而减轻肿胀。避免洗热水澡、饮酒、按摩、用力揉搓受伤部位等。在受伤 48 小时后，随着急性炎症期的过去，可以改用热敷促进血液循环，加速瘀血消散。

今天徒步完脚肿了，我一定是崴脚了！

不要过于担心。这是因为在行走过程中，血液更容易流向腿部和足部，代谢产物堆积，导致肌肉疲惫。如果只疼不肿，那多半是脚累了，休息休息就能恢复；如果又疼又肿，就得注意了。最好去医院看看，拖成习惯性崴脚就麻烦了。

还要用支具（石膏）固定，太不方便了！

发生崴脚后不要强撑，及时干预很重要。专业的治疗对恢复脚踝功能和预防长期并发症都非常重要。积极配合医生治疗，好得快，出门早。

崴脚后的急救

如果不幸崴了脚，该怎么办呢？建议初期（48 小时内）采用国际公认的"RICE"原则开展治疗。简单好记，操作方便！

R I C E

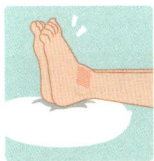 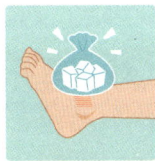 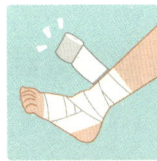 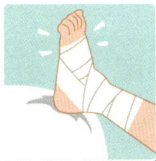

休息(REST)	冰敷(ICE)	加压包扎(COMPRESSION)	抬高患肢(ELEVATION)
受伤部位48小时内不要运动，安静休息	每隔2-3小时敷冰袋于伤口，每次大约20分钟	用绷带加压包裹受伤部位	尽可能抬高受伤部位，让脚面整体高于心脏

崴脚后，可以采取"RICE"原则进行初步处理

休息（REST）

停止运动，不要继续走动，48 小时内静养。在户外，可以寻求有能力的人帮助转移；在城市，必要时可以使用拐杖辅助行走，尽量不要让受伤的脚受力。

冰敷（ICE）

受伤后马上用冰袋、冰毛巾、冰包贴等冰敷，收缩血管，缓解浮肿。在受伤 48 小时后，可以改为每隔 2—3 小时敷一次，每次 15—20 分钟。

加压包扎（COMPRESSION）

使用弹力绷带、长袜、支架等对受伤部位施加压力，减少肿胀和止血。如有条件，可佩戴踝护具。

抬高患肢（ELEVATION）

躺下休息或睡觉时，尽可能抬高受伤部位，让脚尖高过鼻尖，让脚面整体高于心脏，有效促进血液回流。

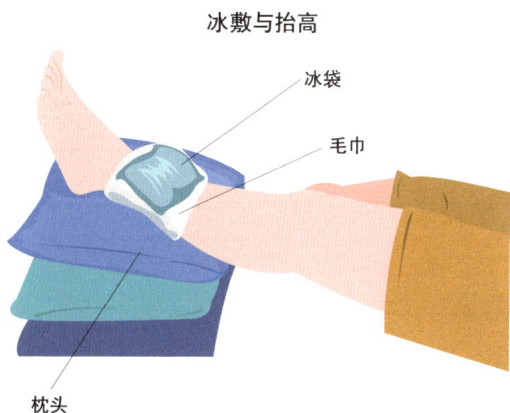

冰敷与抬高

冰袋

毛巾

枕头

冰敷时，不要将冰袋直接接触皮肤，也不要长时间将冰袋敷在伤口上

崴脚的恢复时间取决于受伤的严重程度。轻微扭伤可能需要 2 周痊愈，严重扭伤则需要 6 周至 12 周才能痊愈。

如何预防崴脚

相比于崴脚后的治疗，预防才是最好的策略。

充分热身

运动前全身充分热身和活动脚踝，增加血液流动和关节灵活性，预防肌肉拉伤。

装备适配

户外徒步时，建议穿着有较强支撑力和保护作用的中高帮徒步鞋；在不平整的地面行走时，可使用登山杖、护踝、护膝等护具来保护关节，降低扭伤风险。

注意脚下和周围环境

通过陡峭台阶、碎石路、湿滑和冰雪路段时要放慢脚步；在多石头路段，选择稳当的落脚点，避免急变动作发生。

避免疲劳运动

在活动中感到疲劳或体力不支时，肌肉控制力下降，应放慢速度或停止运动。适度运动，劳逸结合。

增强肌肉力量

最好的支撑助手是你自己的肌肉。日常生活中定期进行臀腿部的拉伸和力量训练，加强关节部位的肌肉锻炼，提升身体协调性，达到对关节的长期保护效果。

脚踝基础训练

踝关节训练的方式有很多，大家可以选择最适合自己的方式进行锻炼。卜面这几个动作，大家可以参考。

双脚提踵

通俗来说就是踮起脚尖，脚后跟抬高。在日常地铁排队、等电梯、家里锻炼时都能做，或踩台阶代替。这个动作可以增加小腿后侧肌肉力量和跟腱强度，提升踝关节稳定性。

侧卧贝壳式

屈髋屈膝并腿侧卧，上腿如同贝壳开合，保证脊柱和骨盆不动，重复动作。这个动作可以锻炼臀部和腿部肌肉，增加下肢稳定性。

踝泵运动

踝泵运动是主动屈伸踝关节。平躺着大腿放松，缓慢有力地尽最大角度向上勾脚尖，然后再尽量脚尖向下踩，每次在最大位置保持 10 秒左右，让肌肉能够持续收缩。

环转训练

顺时针或逆时针转动脚踝，提高灵活性。

水疱

你有过这样的经历吗？徒步时正沉浸在四周的绝美风景中，突然脚底刺痛，寸步难行。脱鞋才发现脚上长出了一个晶莹剔透的大水疱，触目惊心，一碰就疼。下面我们就来聊聊让人困扰的水疱。

水疱的成因

皮肤由三层结构构成，各层分工明确：

表皮层（最外层的物理屏障）：表皮层在皮肤的最外面，能抵御高温、紫外线、病菌、化学物质，也能维持体内的水分平衡。

真皮层（中间层的支撑力量）：真皮层在表皮下方，主要由胶原蛋白、弹性蛋白、透明质酸和其他基质组成，保证皮肤的弹性、韧度和支撑力。

皮下组织（最下层的保护垫）：皮下组织在表皮层和真皮层以下，由疏松的结缔组织和脂肪组成，内含血管和神经。有连接皮肤与肌肉，缓冲外来压力，调节人体温度的功能。

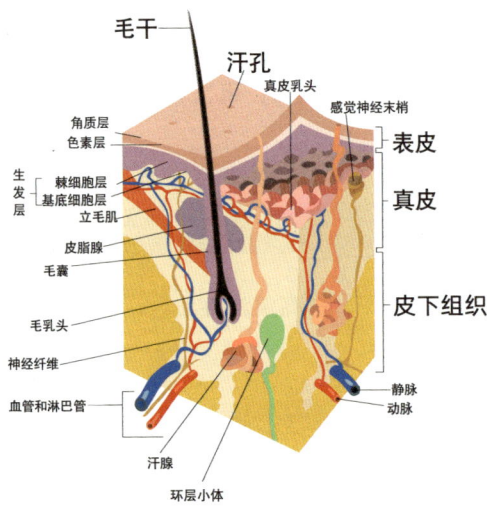

皮肤解剖结构图

当皮肤受到摩擦、冷热或化学物质等外界刺激而受损时，表皮和真皮层之间的组织液会聚集起来，形成缓冲层，保护下层细胞，即形成水疱。摩擦、水分、压力是导致水疱产生的三大诱因。

摩擦：皮肤与皮肤、皮肤与衣物之间的摩擦，都可能导致水疱产生。比如徒步中的鞋子过大、鞋带太松、袜子褶皱等。

水分：出汗或打湿后的皮肤表层更加柔软，摩擦时也更易受损。

压力：持续的压力，更易让皮肤受损形成水疱。

表皮

基底膜

真皮

表皮与真皮分离
水疱形成

链接基底层和真皮的
胶原蛋白

表皮细胞

基底膜

真皮

水疱其实是我们的身体对下层组织的保护

至于长水疱后为什么会很疼，包括以下三大原因：

发生位置：因为脚底是我们人体主要承重部位之一。即使是小小的水疱，在站立或行走时也会承受整个身体的压力。

刺激神经：长在皮肤表层和真皮层中间的水疱中充满液体，外界压力一来，会不断刺激下方真皮层中的神经末梢。如果水疱周边有炎症，或者破裂后的感染，也可能加重痛感。

原有疾病：脚底本来就有脚气、湿疹、疱疹等问题，起水疱后会更疼。

如何预防徒步起水疱

选择合适的鞋子

现场试穿：根据自身脚形、鞋码选择合脚的徒步鞋，这是非常重要的一点（可以比日常穿的鞋大半码到一码）。

提前走走：可穿着鞋子在家里或城市中走走，让脚与鞋子磨合适应，不合适便及时更换。

减少摩擦：可在脚底、脚背、脚踝后等容易长水疱的地方垫上防滑内垫。当发现脚部不适时，可通过调整鞋带、袜子等来缓解。

选择合适的袜子

合脚：袜子的大小要合脚。太大容易起皱，太小容易滑落。

羊毛：徒步时，穿着户外专用的吸湿排汗速干袜（如美利奴羊毛材质），不要穿容易吸汗的棉袜。

双层：如果穿单层袜子没有帮助，可以尝试在里面再加双内衬。

包裹：如果脚趾间有摩擦，可用创可贴包裹隔离，避免产生水疱。

保持脚部干燥

事先准备：可提前在如前掌、后跟、脚趾等脚部易磨水疱的地方贴上创可贴或医用贴布，抹上凡士林，涂上痱子粉。

及时更换：如果脚容易出汗或徒步过程中会渡河涉水，建议带上备用袜子更换。

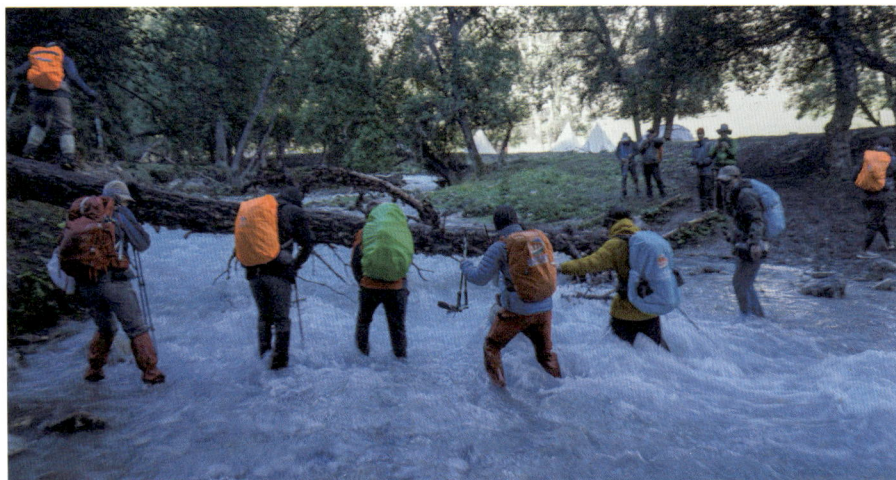

徒步中难免会遇到渡河的情况

图片拍摄：哈里森

及时处理

徒步中，只要发现脚有任何不适或疼痛，就停下检查。比如有碎石、沙子等钻进鞋子或不幸已走出了小水疱。

正确行走方式

小步伐，全脚掌，一步步踩稳着地。行进中调整好自己的节奏，每20—25分钟可主动休息。

如何处理水疱

对于不同大小、不同状态的水疱，处理方法也不一样。

普通水疱，自然愈合

一般的普通水疱会在1—2周内自然愈合，无须特别处理。若水疱疼痛还能忍受，就不要刺破水疱，也可以贴上创可贴，避免水疱破裂感染。

超大水疱，刺破消毒

如果水疱很大又非常疼，可将水疱内液体排出，以减轻不适。可按照这4个步骤操作：

清洁消毒手部后，挤压水疱里的液体，让它们聚集在一起。

用酒精或碘伏消毒过的小针在水疱液体聚集处边缘刺一个小孔，挤出液体。

用肥皂水或凡士林清洗水疱，并用干净纱布擦干。

在水疱上涂上消毒药水或软膏，用纱布或敷料把伤口遮盖起来。

这里有两点需要注意：一是不要撕掉水疱皮；二是如果水疱内液体非透明而是黄色浑浊，可能已经发生感染了，请及时就医治疗。

破裂水疱，干敷包扎

对于已经破裂的水疱，不要继续撕掉水疱皮。先用肥皂水或碘伏把受伤处处理干净；然后用干燥敷料或创可贴覆盖破裂区域；之后将纱布裁剪出一个和水疱大小、形状相同的洞，套贴在水疱上；最后在上面封上一层胶布，让水疱免受摩擦。

其他水疱

除了徒步中最常见的摩擦产生的水疱，我们还可能遇到各种各样的水疱。

露营中烧烫伤的水疱

处理方式：能烫出水疱的一般已达到了二度烫伤。一般可先用冷水或冰袋进行冷却。若水疱较小且没破，不要弄破，可在表面涂上消炎药；若水疱较大且破裂，可用消毒棉签擦干水疱流出的液体，及时就医。

预防建议：正确使用炊具和炉灶，放稳，放好，与点燃的炉子等热源保持安全距离。

天气炎热或中暑后的汗疱疹

汗疱疹，是一种在手掌、手指两侧、脚底等部位形成充满液体小水疱的湿疹类皮肤病。长时间的日晒、使用刺激性的洗衣粉洗衣液、过敏、抽烟、压力过大等，都可能是汗疱疹的诱发原因。汗疱疹发病有明显的季节性，春末夏初为高发期。汗疱疹有复发性，曾经得过的需要特别注意。

处理方式：不要抓挠，水疱破裂后会增加感染风险，尽快去看医生。

预防建议：养成擦护手霜的习惯；减少接触刺激性洗护用品；少熬夜，减轻压力放松心情。

晒伤后的水疱

处理方式：一旦发现晒伤，第一时间对皮肤降温处理。转移到阴凉的地方，用冷水、冰水浸泡晒伤处，避免弄破水疱。

预防建议：选择合适时间出行，避免强烈阳光直射；做好防晒，比如穿好防护衣物、戴好帽子墨镜、涂抹好防晒霜。

冻伤后的水疱

在高原或寒冷环境下徒步，手部和肢体冰冷、麻木、起水疱等都属于冻伤的早期症状，这时应及时干预治疗。

处理方式：冻伤后手很可能是麻木的，所以不要用火烤，也不要按压或揉搓，以免二次伤害。若要进行浸泡复温，可将受伤部位放入40—42℃的热水中，温度切勿更高，以免烫伤。回温的过程也可能出现水疱。不要弄破冻伤处的水疱，避免感染，及时前往医院处理。

预防建议：手和脚是冻伤的高发区域。在户外感到寒冷时，及时加衣服，戴上帽子手套，让头部和四肢都暖起来。多喝热水，多拍手跺脚也是很好的方法。

红火蚁咬伤的水疱

红火蚁是一种体内含有毒囊的入侵物种，在我国广东、广西、福建、海南、云南等地都有发现。被红火蚁咬伤后，轻则起水疱过敏，重则过敏性休克。

处理方式：先用清水或肥皂水清洗被叮咬部位，然后用冷水或冰块进行冷敷，尽快就医。若出水疱，切勿弄破，避免感染。

预防建议：远离草地、农田、荒地、河边、湖边等红火蚁多发区的蚁冢，不要打赤脚。

红火蚁 图片拍摄：图虫创意

总的来说，水疱的处理要点是不要抓挠弄破！如果不幸水疱已经破裂成为开放性伤口，立即消毒、敷药、包扎，并尽快就医。

烧伤、烫伤

烧伤、烫伤在日常生活中还是比较常见的，轻则导致皮肤红肿，重则造成终身损伤。世界卫生组织 2023 年统计数据显示，全球每年约有 18 万人因烧伤死亡。在户外的徒步露营中，烧伤、烫伤事件也常有发生。

烧伤

烧伤，指由火焰（火灾、烹饪、沐浴）、电流（闪电、电线裸露、高压电）、辐射（太阳、人工日光浴、电弧焊紫外光、X射线）、化学物质（强酸、强碱）等所产生的干热，对人体所造成的创伤。严重烧伤还可能伴随感染，并引起多种并发症。

根据烧伤深度，在2004年全国烧伤外科学术会议上，确定了"四度五分法"，将烧伤分为四个等级（也有按照"三度四分法"进行分类的）。

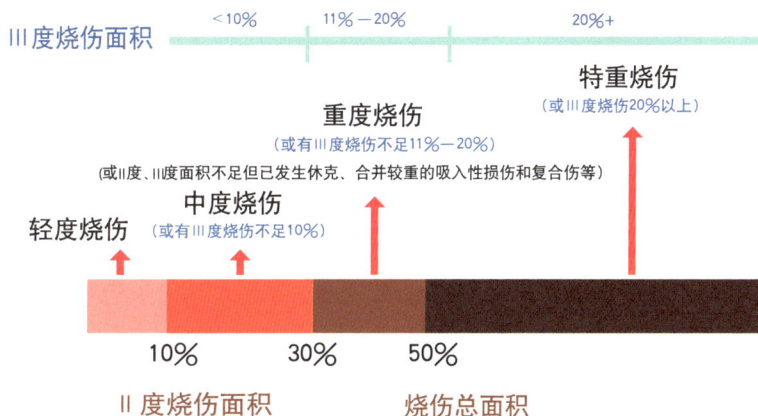

Ⅲ度烧伤面积　　<10%　　11%—20%　　20%+

特重烧伤
（或Ⅲ度烧伤20%以上）

重度烧伤
（或有Ⅲ度烧伤不足11%—20%）

（或Ⅱ度、Ⅲ度面积不足但已发生休克、合并较重的吸入性损伤和复合伤等）

中度烧伤
（或有Ⅲ度烧伤不足10%）

轻度烧伤

10%　　30%　　50%

Ⅱ度烧伤面积　　烧伤总面积

国内常用的烧伤严重程度分度法，小儿烧伤面积减半

Ⅰ度烧伤（红斑性烧伤）：只会伤及皮肤系统的最表层，皮肤局部干燥、灼痛、微肿发红、无水疱。一般3日至5日即可痊愈。

浅Ⅱ度烧伤（水疱性烧伤）：伤及表皮和真皮浅层，以创面出现水疱为主要特征，比Ⅰ度的痛感更强。

深Ⅱ度烧伤：局部肿胀明显，表皮苍白或蜡黄，创面有小水疱，创基微湿、红白相间，可见扩张或栓塞的小血管支，质韧，痛觉迟钝，皮温较低。

Ⅲ度烧伤（焦痂性烧伤）：皮肤全层或皮下、肌肉、骨骼，皮肤局部创面苍白或黄白，并且痛觉消失。

Ⅳ度烧伤：伤及肌肉、骨骼、脏器，创面焦黄或炭化，感觉丧失，活动受限，须进行截肢或皮瓣修复。

根据烧伤面积和烧伤深度，又可对烧伤程度分为四类。

轻度烧伤：指烧伤面积在 10% 以下的Ⅱ度烧伤。

中度烧伤：指烧伤面积为 11%—30% 的Ⅱ度烧伤或 10% 以下的Ⅲ度烧伤。

重度烧伤：指烧伤面积为 31%—50% 的Ⅱ度烧伤或 11%—20% 的Ⅲ度烧伤。

特重烧伤：指烧伤面积超过 50% 的Ⅱ度烧伤或烧伤面积超过 20% 的Ⅲ度烧伤。

烫伤

烫伤是一种由沸水或水蒸气所引起的热力烧伤。无论是在日常生活或是户外露营中，烫伤都可能发生。根据受伤的严重程度和影响皮肤的深度，其分级和烧伤类似，一般将烫伤分为 3 级，Ⅰ度和Ⅱ度烫伤较为常见。

Ⅰ度烫伤：只损坏皮肤表层，烫伤处有疼痛感，局部红肿，无水疱，也不会留下瘢痕，几天内可自行愈合。

Ⅱ度烫伤：受伤已到达皮肤中层，疼痛感更加明显，会出现水疱。

Ⅲ度烫伤：这是最严重的烫伤级别，已经影响到皮肤所有层，伤口处呈红褐色或焦黑状。由于神经受损，这时的痛感可能不如Ⅰ度、Ⅱ度。一旦发生Ⅲ度烫伤，需要尽快进行包括清创、皮肤移植等治疗措施。

在有的分类中，还将Ⅱ度烫伤分为浅Ⅱ度和深Ⅱ度。其中，浅Ⅱ度烫伤水疱大，液体晶莹透亮；深Ⅱ度烫伤水疱发蔫，内部液体浑浊。

I 度烫伤	II 度烫伤	III 度烫伤
疼痛明显，无水疱，皮肤发红	水疱形成，局部湿润，疼痛	局部干燥，皮肤褪色，无疼痛或痛感不强

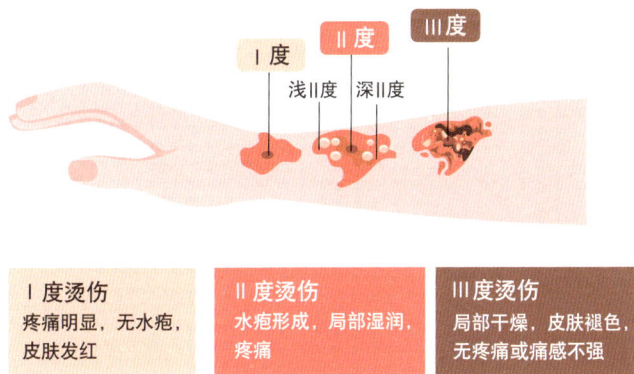

烫伤三种常见类型

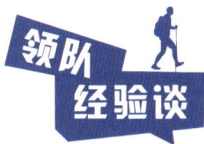

领队经验谈

低温也会烫伤？

我们有时会使用暖宝宝贴，但你知道吗？一直贴着暖宝宝，或是使用加热泡脚桶，有可能造成低温烫伤哦。

低温烫伤一般指长时间接触低热（范围在 42—70℃）热源导致的皮肤损伤。因为温度并不是特别高，这种烫伤往往不会立刻感到疼痛，而是会慢慢损伤皮肤组织，最终导致皮肤变红、疼痛、产生水疱等症状。

为了避免被暖宝宝、电热毯、热水袋等烫伤，我们在使用这些物品时，不要直接贴身使用，最好隔一层衣服；同时避免长时间接触同一个部位，给老人、儿童使用时，更加需要注意。

烧伤、烫伤如何处理

在户外徒步活动中，不小心接触烧烤架、炉子炊具，或是在温泉、地热地区接触过热水蒸气，都可能引发烫伤。当发生 I 度和 II 度烫伤时，可采取"五步法"进行自救。

冲

用大量干净清水冲洗（可同时拨打医院急救电话），连续15—30分钟为佳，直到感受不到疼痛为止。这是最应该做的，也是最重要的一步。对伤口局部降温，尽可能带走因烫伤产生的大量热量。冲洗时，水流不要直接冲击伤口，让其从上往下流即可。

脱

脱去烫伤处可能粘在身上的衣物。如果衣服已经粘住，可拿小剪刀轻轻剪开它，不要直接连皮剥脱下来。如果伤口附近戴有戒指等佩饰，也要及时取下，以防后期患处肿胀。

泡

如果烫伤的面积不大，继续用冷水浸泡烫伤部位10—30分钟，缓解疼痛，继续带走热量。

盖

用无菌纱布或者干净毛巾轻轻盖住烫伤伤口处，固定好，防止感染。如果伤口处有水疱，轻点操作，不要弄破它。

送

如果烫伤程度严重或受伤面积大，进行上述自救的应急措施后，尽快去医院。一般挂烧伤科或急诊科都可以。

除烫伤外，火焰烧伤（如失火、爆炸导致）、电烧伤、化学烧伤等各类烧伤，同样可遵循"冲、脱、泡、盖、送"五步法开展紧急自救。若伤者衣物着火，第一时间令其倒地打滚压灭火苗（或用厚重衣物、毯子覆盖灭火），切勿奔跑（以免火势扩人）；电烧伤须立即切断电源，若无法断电，用干燥木棍挑开电线；化学烧伤冲洗时间需延长到30分钟以上。总之，烧伤处理的核心是快速降温、保护创面、及时就医，科学应对才能最大限度降低伤害风险。

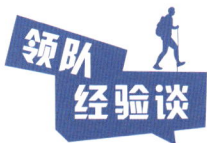

领队经验谈

民间流传的抹牙膏、涂酱油、抹油、用芦荟胶、洒白酒等都是不靠谱的急救方法！乱在伤口上涂抹可能会加重损伤，甚至引起伤口感染。

不要在伤口上涂抹红药水、紫药水，会影响医生的判断。

如果要采用冰敷，记得在冰块冰袋上包裹着衣服、毛巾，避免直接接触皮肤，以免冻伤。

对于化学物质造成的烧伤，应尽快清除沾在伤者身体上的化学剂，用大量清水冲洗患处，避免伤势恶化。

如果伤者的眼睛被化学物品灼伤，在送院途中，也应该持续冲洗受伤的眼睛。如为生石灰烧伤，切忌将受伤部位用水浸泡，以免生石灰遇水产生大量热量而加重烧伤。

如何预防烧伤、烫伤

和高原反应等与体质相关的户外风险不同，烧伤、烫伤重在预防。

准备急救包

户外常备急救包，里面需要常备包含烧伤、烫伤的基本用品，例如烧伤膏、无菌纱布等。

选择正规炊具

在正规渠道购买装备，露营时使用质量可靠、符合安全标准的户外用品，尤其是炉头气罐等。使用前检查好炉头气罐是否有损伤或泄漏，远离易燃物品和其他热源，尽量保证气罐第一次使用。使用卡式炉时，要放平。

注意热源

露营接触火堆、烧烤炉、炉头时，记得保持距离，远离易燃物和人群密集处。同时，要遵守当地用火规定，随意生火或乱丢烟头可能会引发山火。

注意饮食温度

和成人相比，儿童皮肤更薄更嫩，需特别看护，需提醒让他们远离热源，进食热饮时注意温度。

穿着防护

穿着长袖长裤，戴手套，在直接接触热源时，可起到一定防护作用。在紫外线指数偏高（UV 指数 6 或以上）的炎热季节，做好防晒，避免长时间在户外逗留。

过敏

过敏，又称超敏反应、变态反应，是机体免疫系统受到特定抗原持续刺激，或同一抗原再次刺激的病理性过度反应，造成的机体组织发炎、损伤且功能紊乱等症状。简单来说，就是身体对原本无害的物质产生了过度免疫反应。

过敏已被世界卫生组织列为 21 世纪重点防治的六大慢性疾病之一。资料显示，全球范围约有 4 亿人患有过敏性鼻炎，3 亿人患有哮喘，2.5 亿人有食物过敏。在我国，过敏的发病率也高达 27%，仅过敏性鼻炎患者就有 2.4 亿人，这是个相当惊人的数字。

那么，我们为什么会过敏？当一个人接触他所特有的过敏原时，他的免疫系统会误以为这种物质是有害的，并会释放 IgE 抗体。IgE 抗体与过敏原结合，激活其他免疫细胞，然后释放包括组胺、白介素等炎性物质，引发常见的过敏症状，如打喷嚏、流鼻涕、皮肤发痒或红肿等。

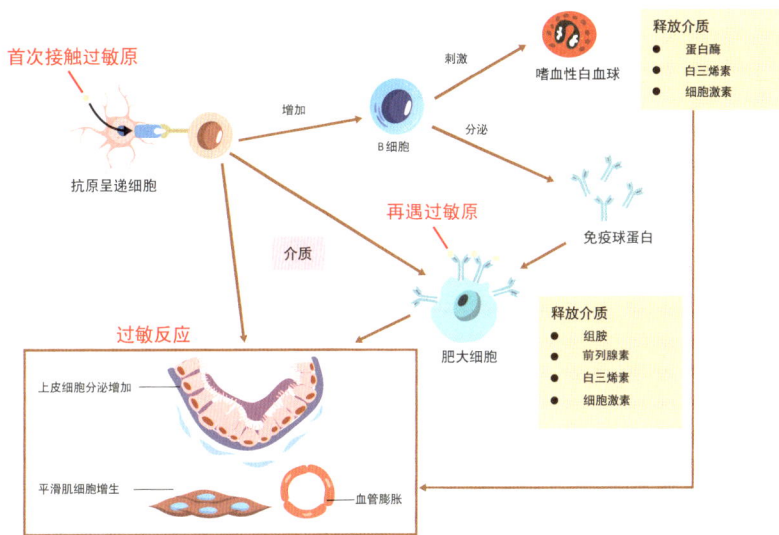

过敏反应分为致敏、激发、效应 3 个阶段，在第 3 阶段，过敏就正式发作了

虽然大多数的过敏症状都很轻微，包括但不限于起红疹、红肿、发痒、拉肚子等，基本可自愈或稍许用药。但过敏并非儿戏，仍需引起重视。严重的急性过敏可能在短时间内引起心脏强烈收缩，导致休克甚至死亡。

户外常见过敏原及应对

花粉

最常见的户外过敏原之一。树木、花朵、野草在不同的季节都可能释放花粉到空气中。当过敏人群吸入这些花粉时，就可能会引起过敏。春季和秋季是花粉过敏的高发期。

如何应对：找到过敏原并远离它。

在花粉过敏高发期佩戴口罩，回家勤洗手。

不要吃寒凉生冷等刺激性食物，尽量不要吃鱼、虾、蟹等发物海产。

可以进行一定的针对性治疗。

根据过敏原导入体内的途径不同，目前国内对花粉脱敏方法主要包括两种：皮下注射脱敏治疗和舌下含服脱敏治疗。

霉菌

在潮湿的环境中霉菌大量生长繁殖，其孢子会飘散到户外的土壤、堆肥以及落叶上。当孢子飘散到空气中并被路过的人吸入后，也可能导致过敏。

如何应对：阴雨天气，霉菌孢子数量较多，可尽量减少户外活动。

如果在野外有挖菌子、捡拾落叶的活动，可以提前戴上口罩，防止菌丝及孢子吸入。

昆虫叮咬

在户外，叮咬人的小虫子可不少。蜜蜂、蚊子、蠓虫等叮咬都可能引发过敏。对于大多数人来说，这种叮咬只会造成局部红肿和疼痛，但如果碰上对昆虫毒液过敏的人，可就糟糕了，严重的可能会引起全身性反应，比如过敏性休克。

如何应对：穿着长袖长裤，使用驱蚊液，严重过敏者立即就医。

动物皮屑

在野外，我们有可能接触到野生动物留下的皮屑、尿液或唾液，也可能引发过敏。

如何应对：避免接触野生动物，远离动物巢穴；接触后及时清洁皮肤。

植物刺激

接触性皮炎可能由直接接触某些植物（如毒葛、漆树、荨麻）引起，这些植物含有刺激皮肤的化学物质。

如何应对：学习辨认危险植物，戴手套、穿长袖衣物；不慎接触后立即清洗。

化学物质

在户外徒步，农田并不少见。一些驴友在接触农药或化肥时，也可能产生过敏反应。

如何应对：避免直接接触农用化学品。

紫外线

紫外线过敏，在医学上称作日光性皮炎，是一种被阳光照射后局部皮肤发生的急性炎症反应。最典型的症状通常包括出现红斑、水疱，有灼烧阵痛感，严重一点儿的会出现水疱，甚至糜烂。

如何应对：做好物理防晒，穿着合适的衣物。

涂抹适合自己的防晒霜。这里还有一点需要注意，防晒霜中的防晒剂成分也是重要的过敏原之一。建议过敏体质的伙伴可以选择物理性防晒霜。关于防晒以及如何选择防晒霜的更详细介绍，可参考前文"晒伤"一节。

在医生指导下，采取局部外用药疗法。

如何预防过敏

对于过敏来说，最好的预防就是了解自己，找到过敏原，避免接触过敏原，然后对症下药。比如在日常生活中或徒步活动中，如果怀疑自己有过敏症状，可以去医院进行过敏原检测，并进行针对性治疗。

除排除过敏原外，过敏与我们自身的遗传（比如家族成员中如果有哮喘、湿疹、荨麻疹等过敏史，其他成员会更容易过敏）、内分泌失调、周围环境突然变化，甚至心情不好、情绪低落都有关系。接受自己，坦然面对身体发出的过敏信号，保持好心态，规律健康饮食，科学治疗，一起快乐户外，平安回家。

腹泻

腹泻，俗称拉肚子。在医学上可通过下面这两点来判断，缺一不可：一是排便频率异常，每日达到 3 次或 3 次以上；二是大便性状改变，比如质地变稀、完全水样，或伴有异常黏液、血水、脓血等物质。腹泻可能是急性的，也可能是慢性的；可能是感染性的，也可能是非感染性的。导致腹泻的原因多种多样，包括但不限于以下几种情况。

感染性腹泻

细菌感染

细菌感染性腹泻一般在夏秋两季多发。诱因有大肠埃希菌、沙门氏菌、痢疾杆菌等。人体在摄入被这些细菌或其产生的毒素污染的食物或水后，就可能会发生感染性腹泻。

病毒感染

病毒感染在秋冬季节发病较多，儿童为易感人群。通过诸如病毒、轮状病毒、冠状病毒等通过粪 - 口或空气传播。患者多发水样腹泻，且伴有呼吸道症状。

寄生虫感染

寄生虫感染常见的有贾第鞭毛虫、阿米巴原虫等。其中，田常在污水中聚集的阿米巴原虫引起的寄生虫感染，每年造成 4 万—11 万人死亡，仅次于全球寄生虫感染死亡数第一的疟疾。急性阿米巴痢疾通常伴有腹泻、痉挛性腹痛、体重减轻、发热、便中见血等症状。

特殊类型，旅行者腹泻

我们说的"水土不服"，其实也是一种腹泻？对，用专业术语称为旅行者腹泻（Traveler's diarrhea）。造成旅行者腹泻的病原体 90% 以上都是细菌，以肠出血性大肠埃希菌（EHEC）最常见。旅行者腹泻大多在旅行者到达新目的地的 4—14 天内出现，少数在旅行结束后出现拉肚子症状。预防旅行者腹泻最好的办法，就是管住嘴，别乱吃。

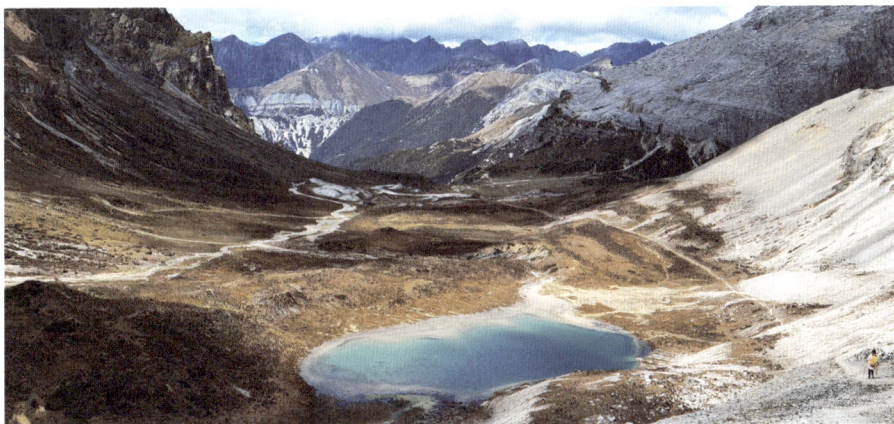

看似清澈的雪山融水，也不要轻易尝试，因为这些雪山融水可能被过来喝水的动物的粪便污染

图片拍摄：行摄匆匆

非感染性腹泻

食物中毒

食物中毒一般是由于食用了被细菌、病毒、寄生虫或其毒素污染的食物。常见症状包括恶心、呕吐、腹泻、腹痛、发热等。在户外，由动植物性食物

中毒和受污染的食物或水引起的腹泻较为常见。如果怀疑自己或他人食物中毒，应尽快就医。

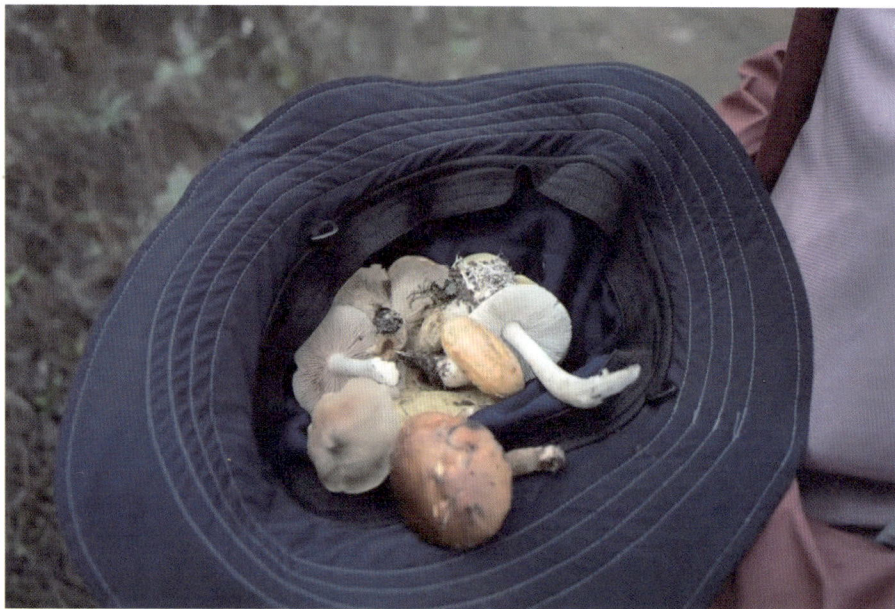

红伞伞，白杆杆，吃完躺板板   图片拍摄：卡西

睡觉着凉

　　户外露营时，我们通常以睡垫、睡袋、枕头组成基本的睡眠系统。为了避免着凉，要选择好隔热睡垫，适合温标、填充物和形状的睡袋，必要时也可用上柴火炉。刚呼哧呼哧徒步翻越一个垭口后，建议不要立即喝大量冰饮。这是因为刚剧烈运动完，我们的心脏处在一种相对高负荷的状态，大量凉水、冰水会刺激毛细血管收缩，增加外周血管的阻力和心脏的负荷，容易诱发一些心脏类疾病。剧烈运动后建议慢走，让心率逐渐降到正常水平，再摄入适量水分。

应激和情绪因素

情绪压力也可以影响肠道功能，引发腹泻。比如一些人在考试、比赛、开大会前都会想上厕所。不过，我们都逃离钢铁城市到户外徒步了，就放下一切，开心享受大自然吧！

如何应对腹泻

拉肚子是个很尴尬的事，既影响体力，又影响情绪，堪称户外"难言之隐"第一名。如何尽快"泻立停"，是每个脆弱腹泻人的心声。

保持水分，休息一下

腹泻常常伴随着脱水，要是晕倒就麻烦了。腹泻后，及时补充盐糖水、电解质运动饮料等，防止脱水。如果还在徒步行进中，可告知领队和伙伴后，找一个安全舒适的地方休息或者走慢点，让身体有足够时间恢复。

找地方上厕所

尽快寻觅最近的卫生间。如果是在野外，可在远离水源的草丛树丛中解决。上完后用土覆盖，防止其他人和动物发现。

及时用药

如果随身携带了止泻药，可以根据出发前医生的建议和药品说明适量服用，以减轻症状。如果症状持续不减甚至变严重，请尽快寻求医疗帮助。

更加注意饮食

避免油炸、辛辣、冷凉、不易消化的食物，再馋都要先忍住；少食多餐，选择容易消化的食物，比如白粥、馒头、面条等，减轻肠道负担。

更加注意个人卫生

最好用肥皂和清水彻底清洗双手。饭前便后用湿纸巾或免洗洗手液进行清洁。尽量保持肛周皮肤清洁干燥，防止感染或糜烂。

更加注意安全

拉完肚子后，大多数人身体会软塌塌的，比较虚弱。频繁上厕所，继续前进时，都容易发生跌伤。建议穿戴合适的干燥衣裤，防滑鞋子，黑天去厕所戴好头灯。要是有同行者陪伴就最好不过了。

如何预防腹泻

提前了解当地情况

出发前了解目的地的健康风险，了解是否需要接种特定疫苗。这样做既能尽力保证行程顺利，也是对自己和同行者负责。比如入境南美洲、非洲等国家，需要黄热病疫苗"小黄本"；前往东南亚、非洲等地，可关注登革热疫苗、疟疾疫苗等（具体请根据个人情况咨询专业医生或旅行机构）。

携带常备药品

• 阿片及其衍生物制剂

这类药物可以抑制肠蠕动，减少肠道推进性收缩，延长肠内容物滞留时间，起到止泻作用，比如盐酸洛哌丁胺（易蒙停）、复方地芬诺酯。

• 吸附剂

这类药物通过吸附肠道内的病原体、毒素和气体来减少腹泻，常用于急慢性腹泻。蒙脱石散仅在肠道发挥作用，之后随大便排出体外，大人小孩都能用。

- 调节肠道菌群药物

这类药物有助于恢复肠道内的正常菌群平衡，包括不同种类的益生菌药物。

- 中成药

中成药在止泻方面也有广泛应用，如藿香正气口服液、肠炎宁等。

常用的止泻药还有次水杨酸铋、鞣酸蛋白酵母散、匹维溴铵等，既有需凭医生处方购买并严格遵医嘱使用的处方药，也有可在药店自行购买的非处方药。在使用任何止泻药物之前，请结合自身情况，咨询医生或药师的意见，确保合理用药！吃止泻药时不要喝牛奶（户外运动前，最好不要空腹喝牛奶）。如果腹泻同时还伴有发热、血便或其他严重症状，立即就医。

注意饮食卫生，不要乱吃乱喝

病从口入。吃前确认下食物的好坏。生熟食物分开，并确保食物煮熟了再食用。肠胃不好的不要吃油炸、辛辣刺激性食物。不要见到好看的植物、菌类就嘴馋，更不要食用野味。没吃过的食物第一次尝试可少吃点儿。

注意个人和环境卫生

在进食前后以及上厕所后，用酒精凝胶或湿巾擦手，有干净的流动水源当然更好。餐具用完后可用专门的植物类湿巾擦干净，保持干燥。尽量避免共享餐具和个人用品，减少交叉感染的风险。正确处理垃圾和排泄物。

注意保暖多休息

在路上和夜间休息时，要做好保暖，避免腹部受凉。长途旅行或高强度徒步过程中，由于时差变化、饮食调整、环境改变及体力消耗等原因，导致免疫力降低。建议合理安排行程，保证充足休息时间。

高原反应

在世界各地，分布着许多壮美的高原，例如世界上海拔最高、面积最大的高原——青藏高原、汇聚世界第二高峰乔戈里峰（K2）及"冰川之父"慕士塔格峰的帕米尔高原、"印加文明发祥地"玻利维亚高原、孕育"非洲屋脊"乞力马扎罗山的东非高原等。

在我国辽阔的地理版图上，盘踞着三大高原：青藏高原、黄土高原、云贵高原。这些高原地域广袤，涉及新疆、西藏、青海、陕西、甘肃、宁夏、四川、云南、贵州、广西、湖南、湖北、山西、内蒙古等省（自治区）。

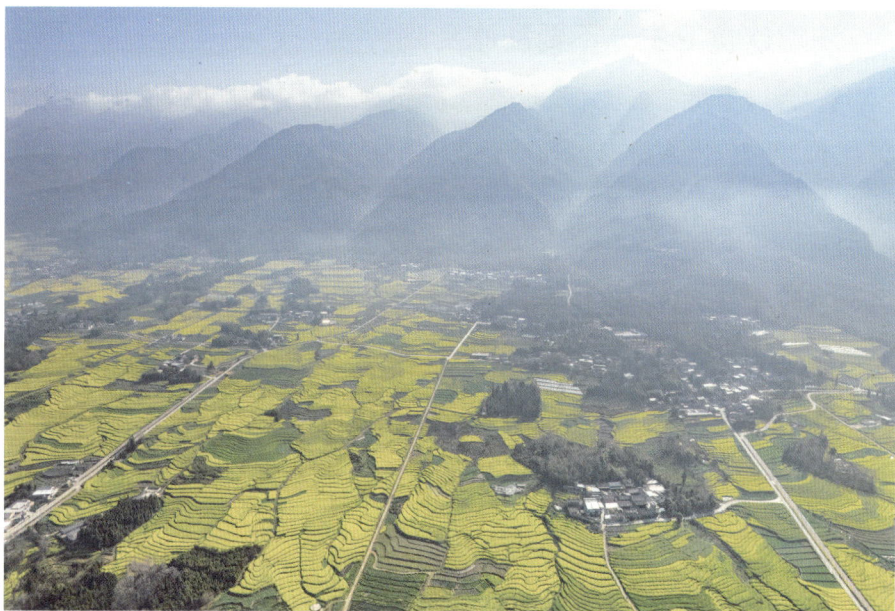

云贵高原   图片拍摄：晃晃

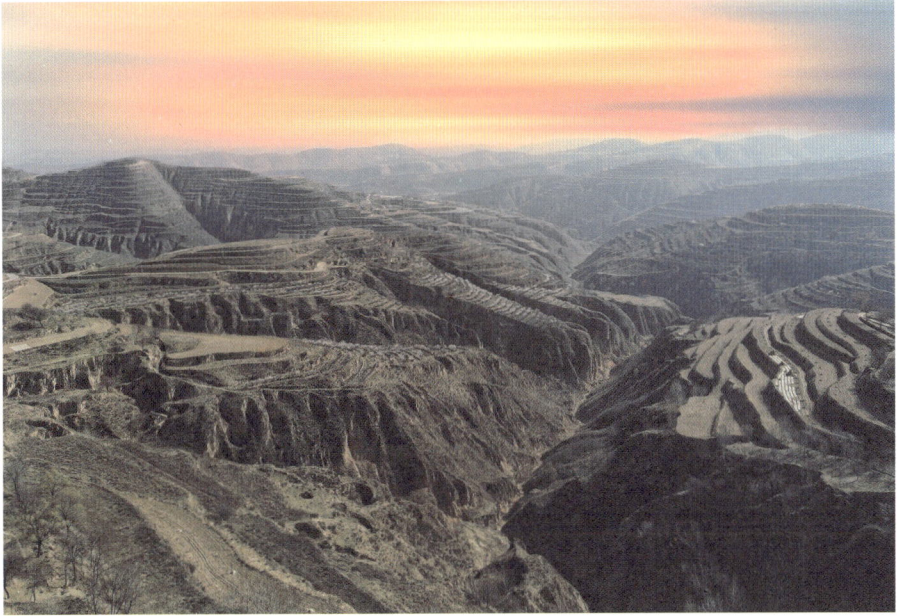

黄土高原

图片拍摄：润洲摄影

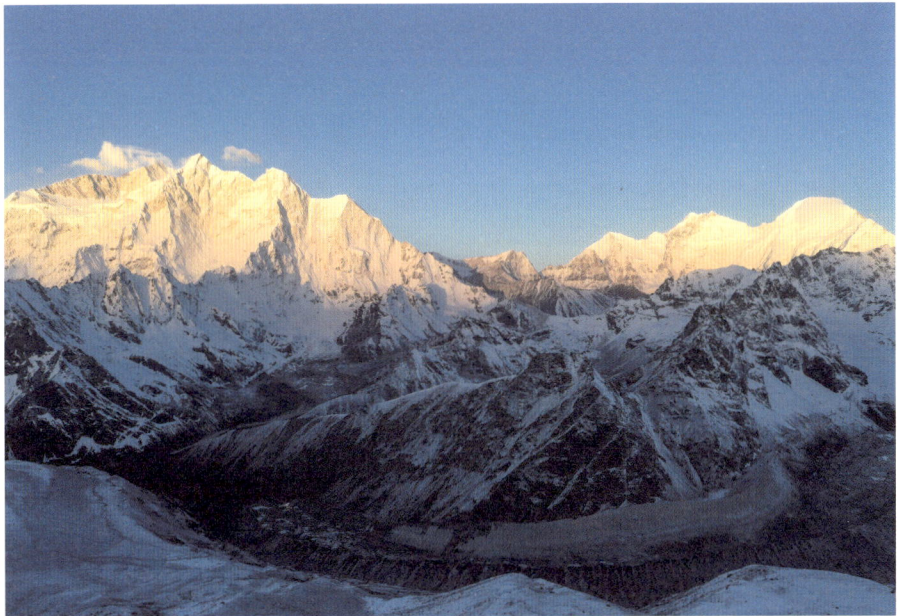

青藏高原

图片拍摄：影子

在地理学上，将海拔 500 米以上，地势相对平坦开阔、边缘较陡峭的地区称为高原。

在医学上，高原指海拔 2500 米以上，因氧分压显著降低引发人体生理应激反应的地域。

根据海拔与生理影响程度，高原又分为：

中度高原：海拔 1500—2500 米地区。

高度高原：海拔 2500—4500 米地区。

特高高原：海拔 4500—5500 米地区。

极高高原：海拔 5500 米以上地区。

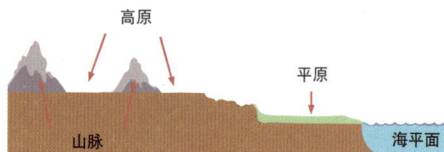

由于地球构造运动，最终形成了多种地貌

高原反应的成因

我们每时每刻都在呼吸：吸入氧气，呼出二氧化碳。作为拥有高等智慧的陆生生物，我们的身体习惯了在低海拔地区生活，自然也适应了这里的含氧量。

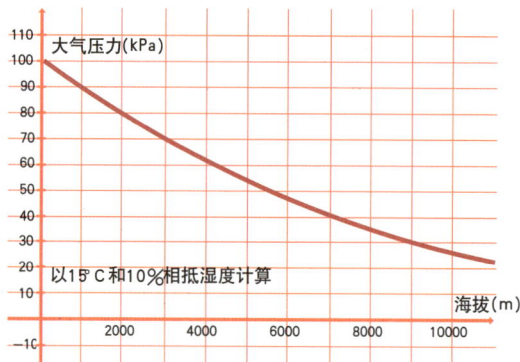

海拔越高，重力加速度的数值越小，因此地球引力对气体的作用就越小，气压也变得更低，氧气含量更少

随着海拔升高，气压降低，大气中的氧含量也随之减少。当人快速进入高海拔地区，身体还没适应气压降低和氧气减少时，就会发生高原反应。说白了，高反的原因就两个字：缺氧。

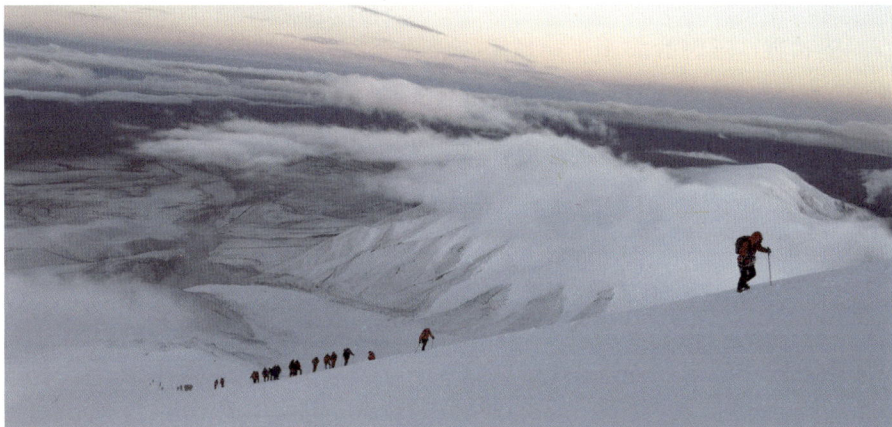

玉珠峰攀登途中　　　　　　　　　　　　　　　　　　　　图片拍摄：小二多吉

高原反应的常见症状

通常高反症状多出现在海拔 3000 米以上。对海拔敏感的人群，可能在海拔 2000 米左右就会感觉不适。从低海拔地区进入高原后的 7 天内，都可能出现高反症状。其中，最常见的是轻度急性高山病（Acute mountain sickness, AMS），一般症状包括但不限于：

头痛头晕：最常见症状之一，有时还会伴有耳鸣。

呼吸困难：心率加快，呼吸变得急促，这是机体代偿性供氧反应。

疲劳乏力：精神萎靡，嗜睡。

消化系统问题：食欲不振、恶心、呕吐等。

失眠：入睡困难，睡眠浅。

其他症状：嘴唇和甲床发绀、鼻出血。

轻度症状通常是机体适应过程的正常反应。只要掌握基础的高反知识，提前做好了准备预防，基本都能应对。如果感到身体不适，可以下降到海拔更低的地方，直到身体舒适或高反症状明显减轻为止（可同时补充氧气）。若症状持续加重，就可能发展成严重的急性高山病。急性高山病通常发病快、症状重，随时会面临生命危险，需要立即医疗介入。常见症有高原肺水肿（High altitude pulmonary edema，HAPE）和高原脑水肿（High altitude cerebral edema，HACE）。高原肺水肿患者会出现呼吸急促、胸闷胸腔疼、不停咳嗽、心跳加快、呼吸时肺区出现异常的湿啰音或哮鸣音（很像低沉的鸟鸣）。高原脑水肿的初期与急性高原反应症状相似，比如剧烈头痛、呕吐、神志恍惚、视物模糊等。如遇脑水肿，及时送医，抓紧时间治疗。

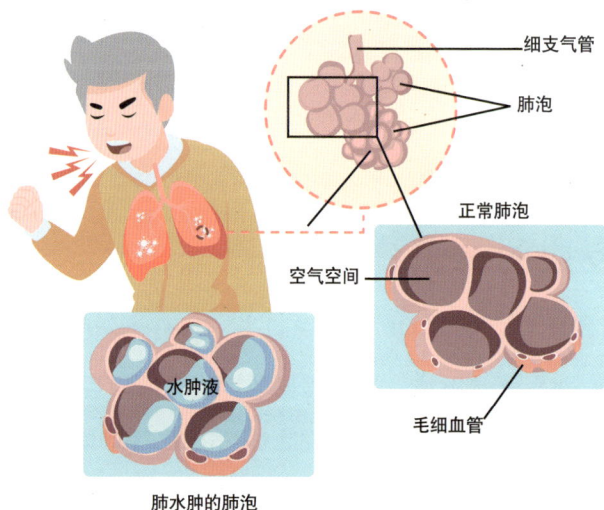

细支气管
肺泡
正常肺泡
空气空间
毛细血管
水肿液
肺水肿的肺泡

肺泡是氧气和二氧化碳的换乘站，若出现积液，会对呼吸系统造成严重影响

除了上面提到的急性高山病，长期在高海拔地区，可能会增加高原红细胞增多症、高原性心脏病等慢性高原病的发病风险。

如何预防高原反应

出发前

• 充沛体力

出发前保持健康作息，不要过于疲劳，不要感冒，保持健康的身体上高原。

• 携带仪器

可以携带指甲式血氧仪、运动手表手环等，实时监测海拔、心率及血氧浓度指标。在高海拔地区，我们的血氧比在平原低，一般会在80%—95%。需要注意的是，当血氧低于70%，且身体出现难受反应时，需要及时吸氧、补水和休息，防止对大脑、心脏等器官造成损伤。

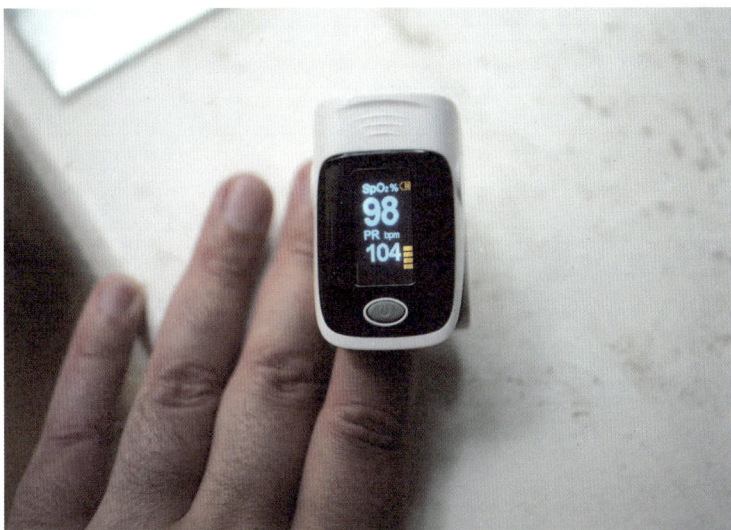

在高原，可以携带指甲式血氧仪、运动手表手环等装备，实时监测海拔、心率及血氧浓度等指标　　　　　　图片拍摄：图虫创意

• 备好药品

建议前往高海拔徒步时，准备乙酰唑胺、高原安、布洛芬、地塞米松等药品，处方药需凭医生处方购买并遵医嘱使用。也可适当准备便携式氧气瓶和鼻吸氧气袋。每个人体质不同，需要遵循医嘱携带自己的常用药，切勿乱用药！

"徒步中国"领队阿瑶的高原医药包清单

医药包	创伤护理	创可贴（小号／大号）
		纱布、弹性绷带
		酒精棉片／碘伏棉棒
		红霉素软膏——化脓、溃疡面、轻度烧伤
	外伤消肿镇痛	云南白药气雾剂／活络油
		扶他林
	感冒药	999 感冒灵
		康泰克／泰诺／白加黑
	肠胃药	蒙脱石散／正露丸——止泻
		口服补液盐——腹泻后预防脱水
		保济丸／黄连素／整肠丸——止痛
	止痛药	布洛芬／散列通
	消炎药	阿莫西林／头孢
	过敏药	氯雷他定（开瑞坦、息斯敏）
	清火药	牛黄解毒片／一清胶囊
	祛暑药	藿香正气水／十滴水
	高反药 （预防／缓解）	乙酰唑胺——促进身体的气体交换，提升血氧饱和度； 副作用：利尿、手脚发麻（扑钟） 银杏叶提取物（EGb761）——银杏叶片、复方红景天胶囊 （含"红景天苷"成分）——促进血液循环
	高反药 （急救）	地塞米松（Dexamethasone）——脑水肿
		硝苯地平（Nifedipine）——肺水肿
		呋塞米——排水（脑、肺水肿）
	其他	滴眼液、晕车药、风油精、速效救心丸、维生素 C
	工具	血氧仪
		体温计
		小剪刀
	个人防护	医用手套、口罩
	高原修复	防晒霜、围脖、唇膏、户外胶等

- 保持好心态

高反是一种正常的生理反应，每个人都可能有。出行前做好功课，心态放轻松，出现问题冷静应对。

行程中

- 逐步适应海拔

安排行程时，不宜太紧迫，预留充足的适应时间。比如在第一次进西藏时，可选择坐火车；在高原徒步时，要循序渐进，合理安排每天的徒步距离和爬升高度。

- 慢慢行动

在身体适应前不要高声讲话，不要剧烈运动。减少运动量和负重，量力而行，以减轻心脏负担。徒步时采用腹式呼吸。

- 保持通风

在做好防寒保暖的前提下，可以打开窗户或拉开帐篷，保证房间或帐篷通风。

- 多喝热水

在高海拔地区，保持水分很重要。少量多次饮水，以尿液清亮为标准。碳酸饮料、功能饮料、葡萄糖水等，也能缓解一定高反症状。

- 合理膳食

高原环境下人体耗氧量大，建议常备高热量、易消化食物。戒烟戒酒，不要吃过饱。适当补充维生素（如维生素 C、维生素 E 及维生素 B 族，可带复合维生素片或维 C 泡腾片）和矿物质。

- 注意保暖

注意身体尤其是头部的保暖，初到高原前两天尽量不要洗澡洗头，谨防感冒。睡觉时可垫高头部缓解缺氧不适。

- 调整睡眠时间

根据自己的睡眠习惯，比平时推迟 1 小时左右入睡。

领队
经验谈

高原反应的六大误区

吸氧真是高反救星啊！

事实上，吸氧会打断身体对高原环境的适应进程，让身体产生依赖性，一旦开始吸氧就无法再断开。而且有的氧气罐吸氧量有限，开放式吸氧方式还可能漏气，其心理安慰作用可能大于实际疗效。如果实在难受，可以先减少运动，尽量静坐，或下撤到海拔较低地区，这是缓解高反最有效的方法。

我提前吃了红景天，完全不担心高反啦！

红景天的有效成分红景天苷，被认为可通过调节血红蛋白浓度辅助适应高原，不过，目前尚缺乏医学支持。建议考虑作为保健品服用，一般提前 10—14 天服用。

高反是正常的，忍一忍过两天就好了！

错误！每个人的身体对高反的适应是不同的。给身体适应海拔的时间是正确的，但也不能忽视高反症状。毕竟，任何身体上的小问题在高原上都有可能被放大。面对高反，人人都需要谨慎对待。有条件时及时就医，安全回家。

晚上睡不着，吃点安眠药能睡得安稳！

错误！安眠药虽可以帮助睡眠，但对身体适应低氧低压的环境并无太大作用。高海拔含氧量更低，需要通过更频繁的呼吸来帮助吸氧。但安眠药会让身体动作更舒缓，被药物抑制了呼吸频率，睡着的时候吸入的氧气更少，可能会加重缺氧。

患有心血管、肺部疾病的人，绝不能进入高原！

答案不是绝对的。据统计，近年来每年进西藏的人数 5000 万—6000 万人次，且逐年增加。这些人中，也有一些高血压和心脏疾病患者。谨遵医嘱，提前做好检查，就有机会实现高原之旅。高血压病患者，在上高原前将血压控制好，随身携带降压药；心脏疾病患者，必须在相关症状得到良好治疗和控制后，遵从医嘱再上高原。

我上过好多次高原，一定不会高反！

高原不会因为你曾经抵达就"终身免疫"。毕竟连专业的登山运动员、户外领队、从低海拔地区返回高原的当地居民等，也都可能有高反。无论是第几次上高原，都要做好充足的准备，以防万一。

迷路

户外徒步中，迷路是常被人忽视的重大安全隐患。小气候变幻莫测的鳌太线，风景秀丽但攀登难度极高的苍山，曾有多人失联的贡嘎环线等，无数驴友因迷路或相关次生灾害葬身山野。在户外为什么容易迷路？迷路了应该怎么办？如何避免迷路？如何在大自然中辨别方向？一起来看吧。

迷路的原因

缺乏野外徒步经验

户外安全强调"三新不出行"原则，对新路线、新队友、新技术的风险评估不足会增加很多户外风险。典型场景包括对路线不熟悉，又不会使用轨迹软件、地图、指南针等；队友因身体原因无法按时完成既定路线；浓雾、下雨能见度低，进入危险地带等。

缺乏准备

新手常因不知带什么装备而漏带关键用品，老手则可能因轻视路线省略基础装备。建议每次行前都对照户外装备清单，清点检查好必需的装备，重点确认导航工具、定位装置、应急信号工具等。

缺乏导航设备

GPS 是利用太空中的卫星来确定地球表面或近地空间中具体位置的技术。现在有 GPS 定位功能的设备很多，如户外智能手表、手持 GPS 接收器、手机 APP、卫星电话、无人机等。

方位辨别方法

除了运用本身携带的适配装备，掌握一些大自然中判断方向的方法也是必需的。

太阳方位法

赤道至北回归线地区（北半球），正午太阳位于正南，影子指向正北；北回归线以北地区，全年太阳偏南，影子朝北；南半球相反，正午太阳位于正北，影子朝南。

立竿见影法

有太阳的时候，将登山杖或木棍垂直立于地上，在木棍影子的顶点放一个石子，等 15—30 分钟后，再在影子顶点处放一个石子。把两个石子连成一条直线，在这条直线上作一垂直平分线，这条平分线就是南北方向，背向太阳的是北方。

星辰导航法

在北半球，我们可以通过寻找"大勺子"北斗七星，来识别方向。从"大勺子"的边缘在天空中画一条线，穿过勺口的两颗星，再延伸出去大约 5 倍距离，你会找到一颗非常明亮的星星，它就是北极星。北极星基本位于地球北极点上方。只要找到了北极星，也就找到了北。在北回归线以南，则需要看南十字星。南十字星由四颗较亮的星组成。将对角的两星相连，会形成十字形。从这个十字形的一竖向下方一直画下去，差不多到这个竖线长度的点就是

北斗七星与北极星　　　　　　　　　　南十字星

南天极。在北半球低纬度，这根延长线与地平线的交点基本上就是正南方。

植被及年轮识别法

在北半球，向南一侧的年轮较宽，向北一侧则年轮较紧密；一般北面阴坡，苔藓等喜阴植物较多。南半球则正好相反。

迷路后怎么办

前文提到了"STOP"原则，这是迷路自救的基本原则，具体可以参考下面这 6 步，一步步来操作，一定别慌。

原地停留，保持镇静

立即停止前进，然后稳定情绪，喝口水冷静下。如果所在地存在安全隐患，可以转移到较近的保暖、干燥且让人容易看到的地方，同时借助地势观察路线。

寻求他人帮助

大声呼喊或吹响携带的救生哨求救（每分钟发出 6 次信号，然后休息 1 分钟，保存体力）。如果有人回应，证明你们离得不远，辨别清楚方向，尽力回应；如果没有人回应，也不要惊慌，冷静后进行下一步操作。

原路返回

如果尝试呼救无果后，可选择根据记忆或轨迹原路返回，边折返边沿途做标记（绑布条、堆石堆、放贴纸等），防止再次迷路。

寻找道路

以迷路点为中心，查看地图、轨迹，看看周边有无村庄、公路或别人做标记的点。另外，还可以试着找山脊、河流、河谷等基准线，沿着它们向下游前进，也许能帮助你摆脱迷路。

使用通信导航

利用手中的通信设备，有信号赶紧尝试打电话、发短信寻求救援（有时即使是微弱信号，短信也能发出去），对讲机、卫星电话这时候也可派上用场。

扎营过夜

夜晚是迷路的一大考验。如果天色渐暗，又带了露营装备，可以寻找合适地点先扎营。在天黑前2小时左右开始准备，避免摸黑。睡前清点装备食物，注意保暖，安全度夜，第二天接着想办法。

不过在雨季，尽量不要露营。如果要搭营，一定要选好地点。不要选择山顶或过于空旷的地方，避免受到雷击。不要挨着河滩、河床、溪边、沼泽、川谷地带建立营地，谨防夜间被大雨、洪水冲走。不要选择有滚石、滚木、风化岩石的地点，防止落石砸伤。

可以选择地势较高、背风处、略微倾斜、地面平坦干爽、距离水源60米左右的地方安营扎寨。露营时安排轮流值班，一旦发现山洪暴发、泥石流等危险信号，马上撤离帐篷和营地。

如果环境较为空旷，也可以在营地边上摆出国际通用求救信号SOS的形状，用手电、露营灯等模仿SOS的摩斯电码，发出"三短三长三短"的灯光求助信号；救生毯铺开当反光板，寻求救援。

如何预防迷路

出发前

• 列好携带物品清单

确保你会使用自己带的设备，然后检查好后装包。比如可提前在城市里散个步，确保 GPS 工具能正常工作。以下为预防迷路的一些常见装备清单，可供参考。

预防迷路的常见装备清单

导航	指南针、卫星电话、户外手表、儿童安全手表、对讲机、地图等
照明	头灯、露营灯、备用电池等
防晒	防晒霜、帽子、头巾、口罩、防晒衣等
保暖	毛线帽、抓绒衣、羽绒服等
防雨	雨衣、雪套等
急救	个人内服药、常备外用药、保温毯、急救哨、创可贴、绷带、碘伏等
物资	充足食物、饮水（净水器）、高热量食品、应急食品、多功能手钳（小刀）等

• 选择适合自己的路线

刚开始徒步时，可以选择轨迹清晰、成熟有路标、人流量适中的往返路线。这样即使迷路了，也可以向别人问路。有其他需要时，也能寻求一些帮助。

• 让别人知道你要去哪儿

提前了解目的地的地理信息，包括地形地貌、基本路况、动植物情况；尽量不要一个人出行。告知家人朋友你的时间计划、路线情况和预计返回时间，也可以在社交媒体平台，实时分享你的动态。

• 制订应急计划

应急计划可以包括天气情况、目的地的线路、携带生存必需品、迷路时的设备和紧急联系人等。

徒步中

• 结伴同行

最好不要一个人徒步。出行前找好靠谱的同伴或户外组织，徒步中尽量不落单，沿着成熟路线或轨迹走；回头找路也要遵循"四人结伴同行"原则。

• 做好标记

对不确定的区域做好路标和标记，或者参考别人做了很多路标的线路。边走边看，注意观察周围环境，注意天气变化，不要偏离指定路线。

徒步后

及时复盘总结这次徒步中遇见的问题，下次出发前需要完善哪些装备，或者自己在徒步技巧、体能锻炼上还有哪些需要加强的，平时多加学习锻炼。

迷路可能发生在每一次徒步中。我们能做的就是做好充足的准备。户外徒步即使是参加商业队伍也应做好功课，摆脱"巨婴"状态。出行前学会使用手机上的地图软件导航，提前下载目的地轨迹、地图，随身携带必需的个人装备、应急食品等，以备不时之需。出行中按照轨迹路线，跟随队伍节奏行走，学会看路牌路标。任何情况下都不要单独行动，暂时离队（比如上厕所等），也要及时告知队友或领队。行程后适当总结，给自己的户外经验库添砖加瓦。生命只有一次。希望大家每次出行都能顺顺利利出行，平平安安回家。

夜晚徒步

打开社交媒体，"夜爬风"正席卷大江南北。从城市荧光夜跑到露营观星、夜探萤火虫，再到半夜山野冲顶等，夜晚徒步以独特的方式吸引着无数户外爱好者。然而，在星空和静谧的背后，夜晚徒步隐藏着远超白日的风险。

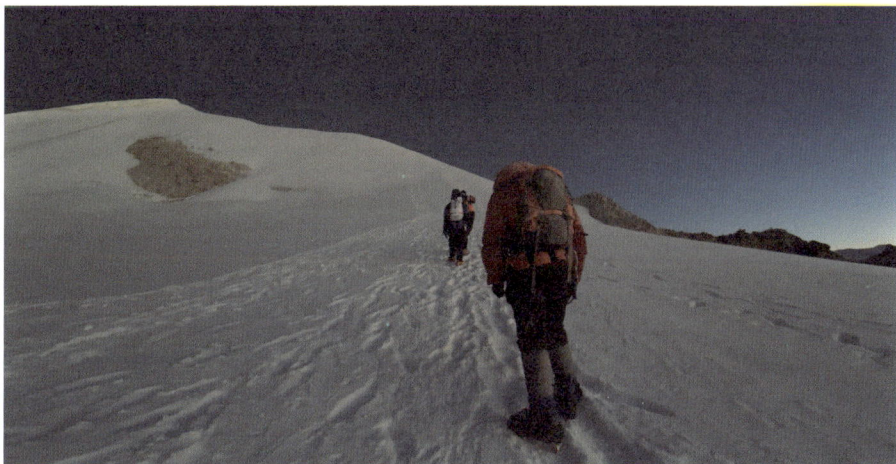

凌晨冲顶启孜峰   图片拍摄：豆子

夜晚徒步的五大魅力

夜晚徒步，也叫夜徒、夜爬、夜袭，是在天黑之后进行的一种户外步行活动。与白日徒步相比，夜徒有能见度低、温度变化快、温差大、导航难度增加、安全性较低等特点。

既然夜徒看不到白天可以看到的风景，危险系数又高，为什么还如此受欢迎呢？

适合时间碎片化人群

大学生和职场人可利用周末时间出行，如周五从重庆坐绿皮火车到华山，夜爬华山后返程。节省住宿成本的同时完成登山目标。

天气凉快气候稳定

夜晚天气凉爽，能避开白天烈日，可远离晒伤中暑。一些初级雪山攀登，也需要夜爬，因夜间对流活动减弱，所以需要抓紧利用气候相对稳定的夜晚和次日上午攀登。

安静享受大自然

夜徒可以短暂远离日常喧嚣，黑暗中听觉、嗅觉灵敏度也能提升，在远离光污染的山区，抬头看明月星空，清晨欣赏日出或云海，最原始的风景，最治愈人心。

自然观察

夜间出现的野生动物和其他生物，如萤火虫，也能增加夜徒和露营的乐趣。在特定时节，还可能观察到植物半夜开花（比如夜来香、昙花）。当然也可能遇见并不想见到的蛇、兽、虫，所以也不要掉以轻心。

增强心理挑战与成长

夜徒和露营可以提升心理韧性，帮助克服心理恐惧，增强自信，促进伙伴之间的互动合作。

夜晚徒步的准备

虽然夜晚徒步有一定好处，但毕竟荒野之夜能见度低，野生动物活动增加，气温变化大，迷路、坠落、摔伤的风险也增加不少。如果要参与夜爬，一定要比白天行动多做些准备再出发。

出发前

- **良好的身体素质**

出门徒步爬山都需要一定的身体素质，至少参加过白日同等难度的徒步活动。户外新手切勿独自夜徒，很危险。

- **熟悉路线**

对目的地的自然环境有基本了解，提前下载好目的地轨迹，告诉家人朋友你的行程安排和预计出山时间。

• 提前了解天气

结合当地气象部门发布的通知和自己的天气软件，合理安排行程。在山区、草原、沙漠，突然来场阵雨、沙尘暴的情况并不少见，关注所在区域的小气候，带好保暖、防水、防寒衣物。

• 找靠谱"搭子"结伴而行

建议参加任何户外活动，最好都结伴而行。尤其是没有太多户外经验的新手，缺乏应对风险的能力。无论是赶路还是扎营，多一个靠谱的同伴，就多提高一点安全系数。

• 准备好夜徒附加装备

保暖、防水衣物：夜间山间温差大，一定要带上合适的保暖、防水衣物，灵活使用"三层穿衣法"。别忘记带雨衣哦。

头灯手电筒＋备用电池：夜爬光线相对较弱，一定要带上灯。头灯中的红色光源常在夜晚派上用场。红色光一是能保护我们和同伴的视线不受光源刺激；二是相比白色光源，能降低蚊虫骚扰的概率；三是穿透性较强，能在阴雨天大雾天大展身手。最后，记得携带额外的电池，以防设备没电。

充电宝：确保手机电量充足，以便紧急情况下使用。

登山杖：登山杖白天徒步可省力，晚上主要有三大作用：一是当作探路的工具，在下陡坡和路过悬崖边时感受地面条件；二是作为身体平衡工具，在夜晚行进中保持身体平衡；三是经过深草灌木丛时"打草惊蛇"，毕竟很多毒蛇都是夜行性动物。

保温急救毯：无论是不是夜晚出行，只要去野外都可以当作急救装备携带。

反光条或反光衣物：可在四肢缠上反光条或在衣服背包上贴一些反光条，提高可见性（一些衣服的里层翻过来也可反光）。

地图和指南针：提前下载好路线地图。虽然现代设备很可靠，但最好携带传统的导航工具作为备份。

急救包：携带创可贴、绷带、消毒剂、止痛药等基本急救物品。

哨子：方便紧急情况下的呼救。通常可以吹三下停一下，然后再吹三下。

足够的水和食物：虽然晚上并没有阳光直射，但也有发生脱水的可能，基本的食物和干净的水当然不可少。

行程中

• 注意周围和脚下环境

夜晚视线较差，脚下的路面条件要特别注意。在露营时，也要留意旁边是否有动物留下的痕迹，选好露营点。如果当晚确认要露营，建议在天黑前1—2小时就开始准备。

• 放慢脚步

夜晚视线受限，能见度较低，放慢脚步可以留出时间观察和适应周围环境，降低受伤风险。

• 使用照明设备

适当佩戴头灯，使用手电。在天气晴朗满月或接近满月时，也可借助月光前行。

• 团队协作

夜晚环境黑暗，人的心理容易产生焦虑和压力。这时候，队友间的帮助和鼓励，都会增强自信心，让"绝望坡"变"希望道"。

• 遵守规定

比如路遇一些"禁止入内""有野生动物出没"的指示牌，一定不要好奇心太重，贸然进入。

夜晚徒步一旦发生意外，救援难度比白天大很多：视线差、定位难、救援速度慢。因此参与夜爬前，无论是体力、心理，还是路线、装备，都要做好充分的准备。如无必要，还是建议大家白天徒步看风景，不要夜爬。

滑坠

对于经常在户外山区活动的人来说，滑坠是常被忽视且致命的风险。每年都有因滑坠引起的山难，其中不乏很多颇有经验的驴友山友。根据2023年中国探险协会发布的《2023年度中国户外探险事故报告》显示，滑坠（11%）仅次于落水（28%）、被困（17%），成为2023年第三大意外事故类型，且都发生在登山项目中。

高坠指垂直坠落，滑坠指在具有一定坡度的地形滑落。一旦发生，轻则造成扭伤、撞伤，重则造成死亡。

发生滑坠的原因

滑坠不仅仅会出现在雪山攀登中，在陡峭的山体、湿滑的草地等场景下也都有可能发生。除了环境因素，过度疲劳、身体不适、注意力不集中、队伍间距太小等人为因素，也都是发生滑坠的诱因。

天气原因

风、雨、雪、雾交织，可能造成视野受限、失温、迷路等，很容易一脚踏空，酿成滑坠意外。

- **下雨下雪**

雨雪天气使攀登路面难度增加，一些驴友会因为不想淋雨赶路，或因侥幸心理走得太快，都可能酿成滑坠事故。

- **大风**

大风时，尽量勿在山脊长期停留，要降低重心，快速通过。

- **大雾**

浓雾阻断视野，能见度降低，路况难以判断，会增加坠崖风险。

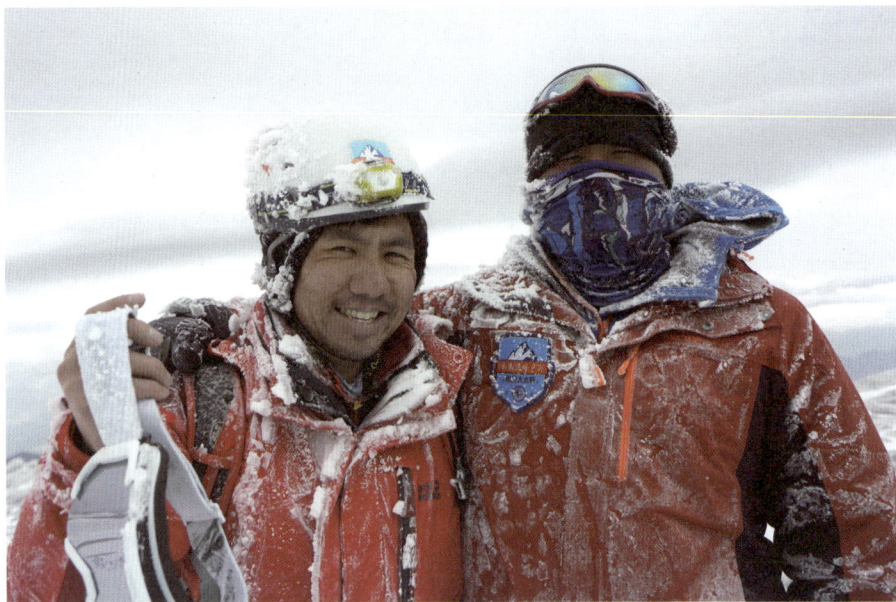

哈巴雪山的极端天气

地面路况

• 路面被覆盖

在秋季和冬季的山野，徒步登山路面可能会被落叶覆盖，坑洞和松动石块也被掩藏；积雪或暗冰覆盖的地方摩擦力减小，很容易摔倒，此时走在陡峭路段就有坠崖风险。因此，这些季节最好选择难度低、少断崖的路线，合理使用登山杖探路。在危险路段，要利用冰爪、绳索等进行有效保护。

• 积雪暗冰

新雪还能提供一定的摩擦力；硬雪或亮冰，就必须小心翼翼；最令人防不胜防的就是暗冰，其与岩石颜色相近，非常容易摔跤。

身体原因

• 状态不佳

在高海拔地区徒步攀登，需要比在平原上面临更多考验。比如高原反应会导致人思维麻木，动作迟缓；天气寒冷会导致失温冻伤等。很多滑坠都发生在下撤途中。因为这时攀登者已经将力气都用在了登顶上，体力透支易造成滑坠。

- **重心不稳**

登山时除了双腿迈步，有些陡峭路段还要借助双手来攀爬，着力点的稳定性尤为重要。每一次迈步踩点、每一次手抓借力需要先确保稳定，再移动身体的重心，否则很容易滑坠。脚部因石块晃动、碎石子滑落而滑坠的案例比比皆是。

- **经验不足、技术失误**

没有掌握基本的手和脚的行走攀登技术，没有紧急处理滑坠的经验，缺乏下滑制动的保护技术，在高海拔攀登中，结组保护时操作不当等，都会增加滑坠风险。

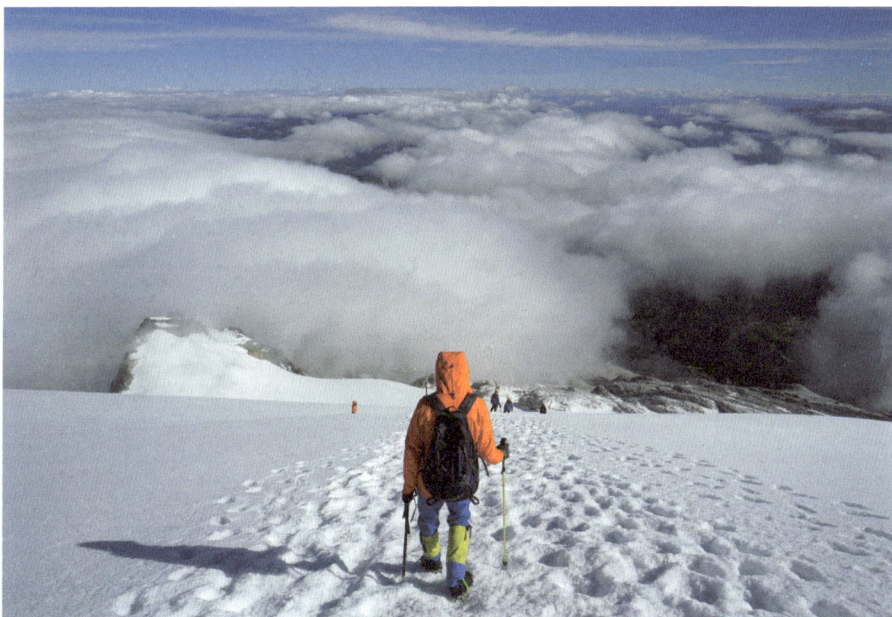

哈巴雪山下撤途中 　　　　　　　　　　　　　　　　　　图片拍摄：梁爽

滑坠通常是多种原因的叠加组合，最终酿成悲剧。另外，非法穿越、偷登、独自行动也会造成滑坠意外。

如何预防滑坠

事先了解做好准备

充分了解路线状况才能提前做好行进规划和各种应急预案，并准备好相应的装备，同时也要对自己的体能、技术能力、心理状况有清晰的认知和把握。提前学习基本的徒步步伐和攀登技术，合理评估自己的能力，谨慎尝试攀登超越自己能力的路线。特别是在高海拔地区，气候变幻莫测，在下雨、下雪、大风等天气下，攀登者在通过悬崖和峭壁时，一定要非常小心。

携带必要装备

穿着底部摩擦力较强的专业登山鞋，穿好冰爪，正确使用登山杖。冰镐

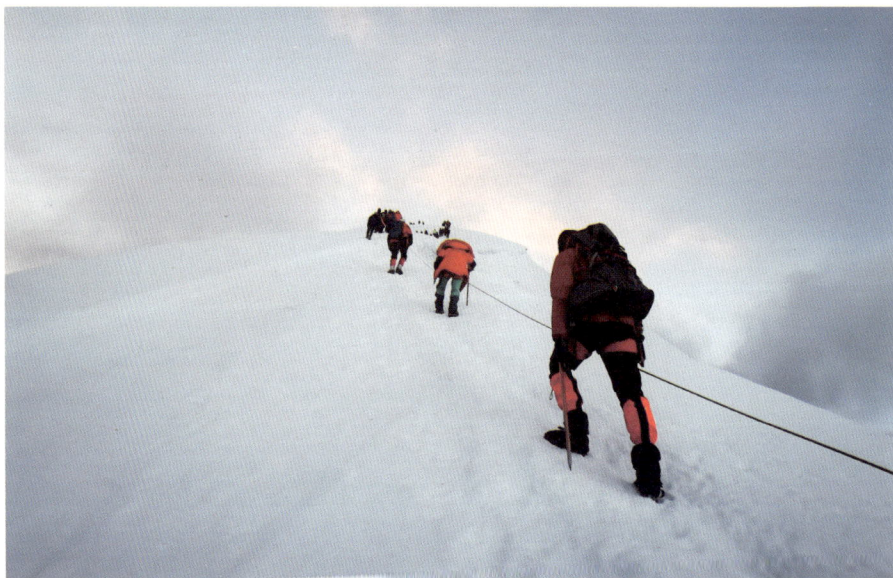

攀登那玛峰的途中   图片拍摄：小二多吉

是在滑坠情况下，进行紧急制动，自我保护的有效工具，也可作为登山手杖，维持身体平衡。基础防水和保暖工作也要做好。

选择专业的户外组织机构

近年来，"攀登人生第一座雪山""有腿就行"等话题的热度不断升高，催生了各类户外组织机构。我们在参加活动前，要擦亮眼睛，选择有资质的俱乐部，同时了解活动组织者的向导、领队能力，确保能给你提供足够的保护。

保持距离

在行走过程中，队友之间保持 2 米左右的距离。在碎石陡坡路段行进时，更要拉开距离，注意脚下和周围的情况，不要走在前面队友的正下方。

禁用危险动作

严禁臀部滑行（屁降）！远离明令禁止进入区域，拍照时离悬崖边保持1.5 米以上的安全区域，避让马匹时靠山体内侧避免被挤下去。调整计划，选择难度低、熟悉的路线，放慢脚步，提早扎营都是应有的警觉。

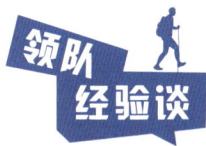

领队经验谈

你或许也会看到诸如"尽可能用力而迅速地将制动工具的尖锋刺入冰面"等关于滑坠后的理论指导。但作为曾经亲自经历过滑坠的当事人，我想说，对于未经技能训练的非专业登山者来说，一旦发生滑坠，尤其加速度达到一定的速度时，速度非常快，几乎无法凭自身能力实现制动！

如果你想学习专业的攀冰、滑坠制动等技术，可以在自己所在地找到专业的登山学校等进行实地学习。掌握这些技术需要不断实践练习，让你的身体形成肌肉记忆和下意识的反应。

溺水

溺水是指人的口鼻长时间浸没在液体中，无法呼吸引起的窒息。据世界卫生组织统计，全球每年有约 23 万人溺水身亡，已成为全球第三大意外伤害死亡原因。而据《2022 中国青少年防溺水大数据报告》显示，我国每年约有 5.9 万人死于溺水，其中未成年人占 95% 以上。溺水的主要原因是不会游泳。大部分的溺水发生在淡水（江、河、湖、游泳池）中，少部分发生在海水里。溺水不光发生在夏季，冬天滑冰掉进冰窟窿也可能溺水。

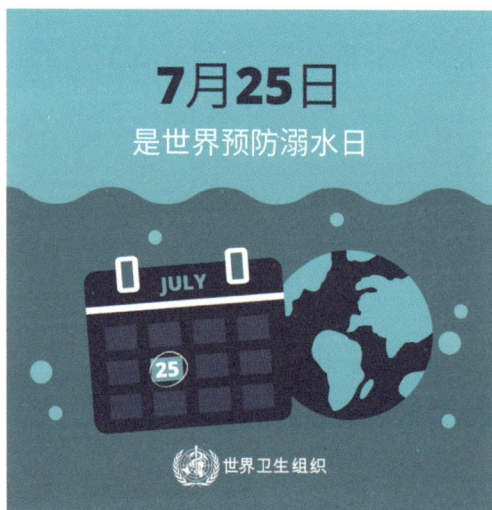

世界卫生组织将每年的 7 月 25 日设为"世界预防溺水日"

儿童、男性及经常接触水源的人群是溺水高发群体。不同年龄段儿童溺水地点存在差异，1—4 岁儿童主要在脸盆、浴缸、水缸等地方发生溺水；5—9 岁儿童溺水地点多为水渠、池塘、小库；10 岁以上儿童则常于池塘、湖泊、江河、海边溺水。

除了水进入肺部的湿性溺水这种最常见类型，离开水后仍存在"溺水"风险。干性溺水是指溺水者在呛水后 24—48 小时，因受到强烈惊吓刺激引发反射性喉头痉挛、呼吸道梗阻，最终窒息死亡，这种情况下大量水因声门关闭无法进入肺部。二次溺水也叫迟发性溺水，是由于溺水时少量水进入肺部，在之后数小时至数天内引发肺部发炎或肿胀，进而导致窒息。因此，即使溺水者已经获救，也应前往医院检查。若出现不停咳嗽、呼吸困难、极度疲倦、胸痛、呕吐等症状，更要及时就医。

溺水的 5 个阶段

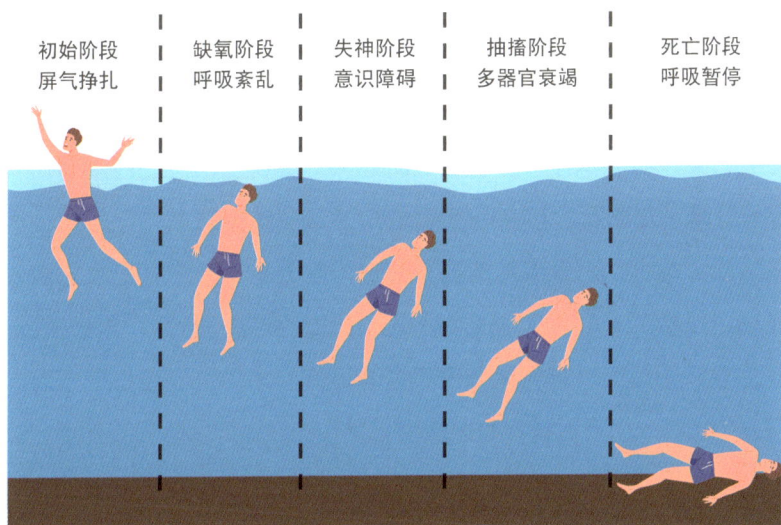

| 初始阶段
屏气挣扎 | 缺氧阶段
呼吸紊乱 | 失神阶段
意识障碍 | 抽搐阶段
多器官衰竭 | 死亡阶段
呼吸暂停 |

溺水的 5 个阶段

初始阶段——屏气挣扎

当一个人突然落水时，会本能地屏住呼吸，防止水进入呼吸道。同时，溺水者还可能会不断挣扎，维持手脚和头都在水面之上，寻求空气。一般不会游泳的人只能在水面上挣扎 20—60 秒。

缺氧阶段——呼吸紊乱

呼吸功能受损，随着屏气时间增长，体内氧气逐渐耗尽，二氧化碳蓄积，溺水者不得不尝试呼吸，就很容易吸入水。当水进入呼吸道时，为了阻止水进一步入侵，溺水者的喉部肌肉可能会痉挛，阻碍空气进入，加剧缺氧状态。

失神阶段——意识障碍

昏迷，当缺氧状态持续，大脑功能受到影响，溺水者可能会失去意识。在昏迷状态下，溺水者的呼吸会变得无律，甚至完全停止。

抽搐阶段——多器官衰竭

心律失常，呼吸暂停。缺氧性脑损伤导致心动过缓、心律失常和抽搐。

死亡阶段——呼吸暂停

呼吸暂停，心搏骤停。若缺氧时间过长，将产生不可逆的脑损伤，导致心脏停止跳动；未能及时救助，将导致死亡。

在实际情况下，溺水者可能因为水进入呼吸道和肺中，根本无法发出声音。所以，如果发现水中同伴嬉戏声突然消失，嘴不停地露出水面又沉下去，身体直立在水中，眼神呆滞无法聚焦，身体沉在水中，四肢松散不动，都可能已经发生了溺水，及时采取措施救援。

同伴溺水如何救援

就地取材

寻找手边的救援工具，比如救生圈、长绳、长杆、泡沫箱、塑料桶、皮球，甚至可以将空塑料瓶装进背包，将其抛向落水伙伴。

呼救报警

保持冷静，向周围人大声求救，并拨打报警、急救电话求救。户外水况复杂，不是会游泳就能下水救，请保护好自己！最好等有专业救援能力的人来救援。

采取急救

当把溺水者救上岸后，需要根据其生命体征，采取不同的急救措施。

• 意识清醒，有自主呼吸和心跳

可尽快脱去湿衣服，用干毛毯或棉被包裹保暖；陪伴在溺水者身边安慰和鼓励；拨打急救电话，等待专业救援人员。

• 意识模糊，但有呼吸和心跳

做好保暖；将溺水者侧卧位摆放，清理口鼻异物；拨打急救电话求助，持续监测。

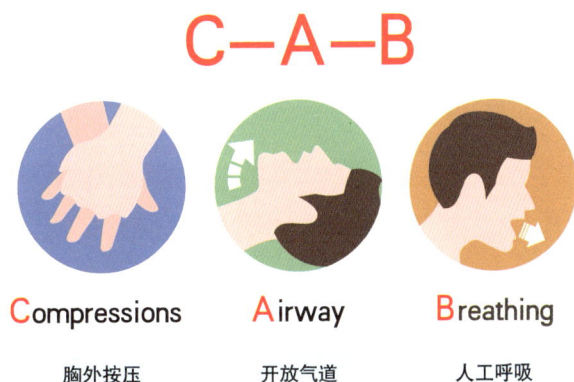

C—A—B

Compressions　　**A**irway　　**B**reathing

胸外按压　　开放气道　　人工呼吸

心肺复苏（CPR）的三个步骤：C- 胸外按压；A- 开放气道；B- 人工呼吸

• 意识丧失，心跳和呼吸也消失

现场有急救能力者，应马上开始有效心肺复苏；立即拨打急救电话，等待救援。

与传统心肺复苏顺序（C—A—B）不同的是，对溺水者急救应采用A—B—C顺序，可先让溺水者仰头平躺，抬起下巴打开气道，清理口鼻中污物。

然后再做人工呼吸和胸外按压。黄金救援时间是心跳呼吸停止后的4—6分钟。

防止失温

脱下溺水者外衣，擦干溺水者身体，换上干燥衣物，避免失温。大多数溺水发生在低于33℃的水中，溺水者常常会出现低体温症状。

溺水水温与预期存活时间的关系

水温	意识丧失所需时间	预期存活时间
≥ 27℃	无限定	无限定
21℃—	3—12h	>3h
16℃—	2—7h	2—40h
10℃—	1—2h	1—6h
4℃—	0.5—1h	1—3h
0℃—	0.25—0.5h	0.5—1.5h
<0℃	<0.25h	<0.75h

特别提醒，对溺水者施救时，切记不要用"倒挂控水法"！这是因为，倒挂控水一般只能倒出胃内的水，而肺部的水几乎出不来。在溺水者意识不清楚的情况下，倒挂控水方法只会增加嘴中胃里的异物呛入气道的风险。对于溺水心脏骤停的人而言，还会耽误心肺复苏，增加溺水后的死亡率。

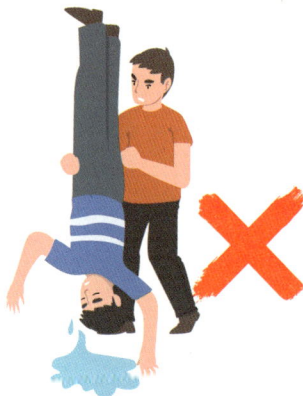

倒挂控水法是错误的溺水急救法

溺水如何自救

保持镇静

这是首要，也是最重要的。越是挣扎，就越容易往下沉。保持冷静能让你尽可能搞清楚状况，避免呼吸心跳急速，消耗更多氧气。

寻找支撑物

寻找任何可以抓住的漂浮物，如木板、救生圈等，用以辅助保持浮力。

正确姿势

找不到支撑物，又感到自己正在下沉时，尝试将头部后仰，保持双手和手臂在水中，使用小腿踩水踢动，让嘴巴和鼻子露出水面。放松身体，不要挣扎或乱踢。

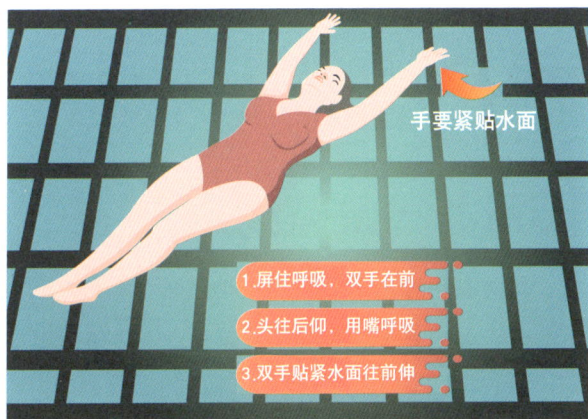

手要紧贴水面

1.屏住呼吸，双手在前
2.头往后仰，用嘴呼吸
3.双手贴紧水面往前伸

如遇溺水，可采用"躺平式"自救

寻求救助

尽力向岸边安全地区移动。如果周围有人，可以尽量大声呼救，在保证安全的前提下做出求救手势，但不要浪费太多力气。

特殊情况

• 肌肉抽筋

如果离岸边很近，应立即出水，到岸上调整休息。如果离岸较远，可以采取仰泳姿势，仰浮在水面上尽量对抽筋的肢体进行牵引。比如腿抽筋时，可努力把脚掰直，用力往外端，尽量让腿蹬直；手抽筋时，可将手握成拳后，反复张开。

• 遇到漩涡

应立刻放平身体俯卧浮于水面上，寻找漩涡边缘，憋住一口气，尽力往水流下游方向游动。不要直立踩水或潜入水中，努力挣出漩涡中心。

• 脚被水草缠住

不要乱蹦乱蹬，先解开水草。可以仰浮在水面上，一手划水，一手解开水草；也可深吸气屏气后，钻入水中解开水草，仰泳从原路游回。

• 上岸后的处理

上岸后确认自己是否清醒，呼吸是否正常，做好保暖，拨打急救电话，遇到路人可寻求帮助。

如何预防溺水

最好的自救，是防患于未然。在户外运动过程中，蹚水过河、山洪暴发、主动下水戏水，都可能存在溺水的风险。下面来看一些预防溺水的方法吧。

了解天气和水域条件

户外活动前，提前了解目的地天气和开放水域的水况条件。注意水边的警告标志，不要在未知水域游泳，因为水深、流速、水温都可能成为溺水的诱因。比如在海边游泳一定要小心离岸流。离岸流是一种垂直于海岸方向的强劲水流，流速快，持续时间长，可迅速将游泳者带离岸边，十分危险。

不要做"孤泳"者

在陌生环境或开放水域活动时，严禁独自涉水。即使在游泳池，最好也结伴同行。

做好热身

下水前做好充分热身，避免突然剧烈运动；适当补充些水分、能量、电解质。

不要喝酒

酒精会影响人的判断力、协调力，增加溺水风险。如果在水体附近饮了酒，可以提前穿上救生衣或其他漂浮装置，以防万一。

学习知识和技能

上游泳课，参加红十字会基本急救技能和心肺复苏术（CPR）培训。

雪盲与雪崩

雪盲症

雪盲症称为"日光性眼炎""雪光性眼炎"，是因为大面积积雪反射强光后，眼睛外层角膜受到紫外线中UVA和UVB的辐射灼伤，引起的暂时性失明症状。除了来自阳光的紫外线，焊接电弧、医疗光等也可能对角膜造成伤害。

雪盲一开始症状并不明显，通常发现时角膜已经受损了。常见的症状包括不限于双眼刺痛、畏光流泪、有异物感、结膜充血、眼睑抽搐、视力下降等。

发生雪盲怎么办

雪盲症造成的损伤通常有两种，一种是最常见的角膜损伤，另一种是眼底损伤。

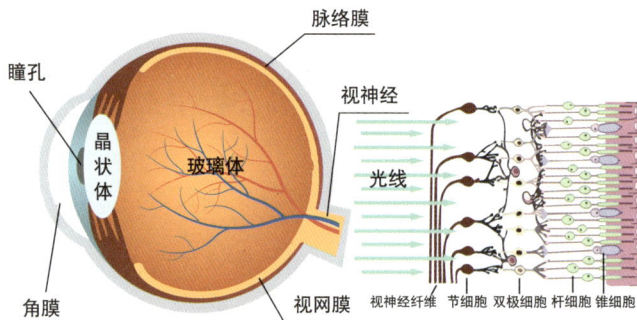

人体眼球解剖图

角膜损伤

当你的眼睛出现畏光、睁不开眼、流泪、疼痛等症状，要迅速撤离到暗处。同时，尽快用眼罩或干净的纱布覆盖住眼睛，闭目休息（如果戴了隐形眼镜也要及时取下）。也可用冰敷缓解疼痛，使用牛奶等奶制品滴入眼睛，利用其中含有的蛋白质对眼睛角膜进行临时修复。注意不要勉强用眼，更不要用手揉眼睛，以免加重伤害。

眼底损伤

与立即出现症状的角膜损伤不同，雪盲造成的眼底损伤通常在 2—3 天或者更长时间，眼中才会发生黄斑水肿变大，影响视力的症状。一般轻度水肿可随着时间，身体自我代谢消退；严重水肿必须就医治疗。下山后，如果仍感到眼部不适，建议去医院检查。

通常雪盲症可在 24 小时到三天内恢复，一般恢复后也不会留下后遗症。不过如果之前有过雪盲病史，可能会更易发病，请各位注意保护好眼睛。若长期暴露在强光雪地下，可能造成不可逆的伤害。

如何预防雪盲症

戴好护目镜

出发去雪地雪场前，戴好太阳镜或雪镜，最好是全封闭的。合适的护目镜不仅能过滤强光，阻挡有害紫外线，还能避免强风。需要注意的是，阴天也要戴好眼镜。

了解天气，控制活动时长

如果非必要，不要长时间待在没有任何标记物的雪地中，每间隔一段时间应闭眼休息会儿。

保持眼部卫生

虽然户外洗手并不容易，但还是建议揉眼睛前，用湿巾清洗双手，减少感染的风险。

雪崩

雪崩是一种自然灾害，发生在积雪覆盖的山坡上，积雪因为重力作用而突然快速下滑时形成。

雪崩通常由自然因素和人为活动两种情况触发。自然因素主要由大风、大雨、大雪、暴晒、严寒、霜冻、地震等引起；人为活动可能有登山者缺乏经验误入雪崩区、在高山上大声呼喊产生震动破坏积雪环境平衡、登山者横切雪层剖面引起上方积雪不稳定等。冬季和春季、下午和晚间、恶劣天气、25 度以上的雪坡等，都是雪崩的高发区。

雪崩的分类方式很多，按雪崩运动的方式分为点雪崩和面雪崩。从雪崩的本身类型可分干雪雪崩和湿雪雪崩等。而根据雪崩的发生机制和特点，雪崩主要可以分为下面三种。

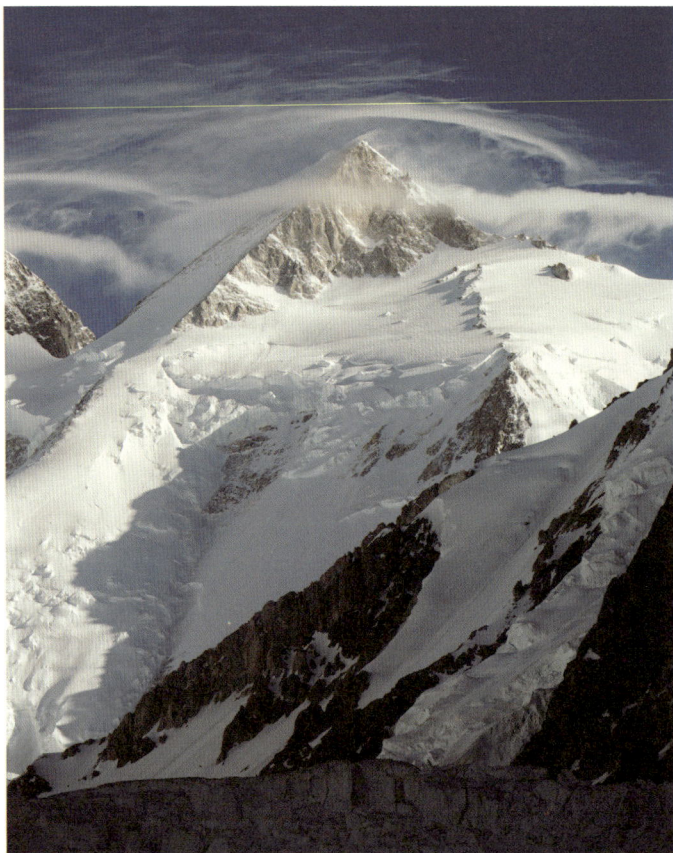

巴基斯坦境内雪山的小型雪崩　　　　　　　　图片拍摄：小二多吉

松散雪崩（粉雪雪崩）

这类雪崩主要与干燥且未固结的新雪有关。当新降雪积累过多，又能够以极高的速度流动，就可能跨越山谷引发雪崩。这种类型的雪崩速度快但密度低，主要破坏它所经过区域内的物体。

板状雪崩（湿雪雪崩）

与松散雪崩相比，这类雪崩涉及的是部分湿润或完全饱和水分的雪体。这类雪崩的速度较慢，但包含了大量的水分，所以其质量和体积更大，具有更强的破坏力。湿雪雪崩常发生在春季或气温升高时，当表层雪融化后重新冻结并与下层雪形成分界线时容易发生。

混合型雪崩

现实中很多雪崩都是上述两种类型之间的过渡状态。例如，在一次事件中可能先由一个松散雪崩开始，随后带动了下面更稳定的雪层一起移动，形成了一个既有松散雪也有板状雪参与的大规模滑动现象。

如何预防雪崩

雪崩是山野中非常难预判的一种自然灾害，在高海拔徒步、攀登和滑雪中都很可能遇到。当不得不面对雪崩时，采取正确的行动至关重要。以下是一些应对雪崩的参考小建议。

提前了解天气和环境

雪崩多发于冬季和春季。在进入潜在雪崩区域前，用天气软件了解当地的小气候和雪况，了解当地的雪崩危险等级。

带好救援装备，做好遇雪准备

携带必要的雪崩救援装备，并确保知道如何使用它们。

在经过雪崩高发区时，预先松开背包带，以备在雪崩来时解脱身上的重负而逃生。

避免横向通过有危险的雪坡。

避免大喊和震动等可能冲击雪面的行为。

察觉到雪崩发生时，迅速向侧面跑

向侧面跑： 不管雪崩是在上坡还是下坡发生，你都得向侧面跑。

适当丢掉身上重物：边跑边扔掉身上重物，注意铲子、探测仪等救生设备不要丢就行。

抓住身边固定物体：如果无法逃离，则尝试抓住稳固物体如树木或岩石来固定自己。

挣扎自救：如果被卷入雪崩中，尽量保持头部向上挣扎，逆流而上做四肢向上的"游泳姿势"，最大限度让自己埋得浅些。

被埋之后

如果可能的话，在雪开始凝固之前用双手保护脸部周围的空间，双臂交叉胸前，给自己创建一个呼吸空间。被雪埋初期，要奋力破雪而出，因为越到后面雪越硬，逃生概率越低。如果挣扎无用，就只能尽量保存体力了。在雪崩中被困时，尿液和可以露出的滑雪杆可能是救援的关键。

同伴救援

如果看到有人被雪崩带走，尽量记住他们最后的位置。一旦雪崩停止，立即呼叫紧急服务，用雪崩信标定位，并开始搜索。确定掩埋者位置后，迅速小心挖掘，优先清理头部周围的积雪让其尽快呼吸。一旦脱离危险，尽快联系专业救援队伍，考虑是否下山接受专业治疗。

最后提示一下，预防雪崩最保险的办法就是避免雪崩，事先做好准备面对雪崩等自然灾害，并提升自救能力。

山地地质灾害

常见山地地质灾害

山洪

山洪是发生于山区溪沟内的突发性暴涨洪水。按成因可分为暴雨洪水、风暴潮洪水、融雪洪水、冰川洪水、冰凌洪水、溃坝洪水等。山洪发生时，常常会裹挟泥沙石块，水量集中流速迅猛，冲刷破坏力强。

泥石流

泥石流是一种由降水（如暴雨、融雪）引起的，挟带大量泥沙石块，呈黏性层流或稀性紊流等运动状态的固液混合颗粒流。与山洪一样，泥石流往往突然暴发，来势凶猛，流动过程短则几分钟，长则持续数小时。泥石流通常伴随着山洪发生，但比普通山洪含有更多泥沙石块等固体碎屑物，破坏力更强。

山体滑坡

山体滑坡是指在重力影响下，山上的块体沿着山坡下滑的塌方现象。如果土体塌方时，又混有雨水河水，就会演变成泥石流。

山地地质灾害成因

地质地貌

陡峭的山坡、狭窄的山谷、喇叭形河口，加上渗透性较差的泥质岩、板页岩或已经水分饱和的土壤，都为山洪、泥石流、滑坡的发生创造了条件。

大量降水

短时间内集中强降水或长时间的连续降水，进一步加大了山洪发生的可能性。在高海拔冰雪覆盖地区，春季气温回升导致冰雪大量融化，若此时遭遇局地强降水，也会导致河流水位迅速上涨，引发洪水。

人类活动

森林砍伐、过度开垦等不合理的土地开发活动，会破坏地表植被，改变土壤结构，降低其保水固土能力；山区上游水库泄洪不当或淤地坝溃决，也可能引发山洪。

受地质和降水分布影响，我国山洪泥石流灾害分布广泛。西南地区的云南、贵州、四川、西藏，西北地区的陕西、甘肃、青海、新疆，华东南地区的湖南、江西、广西、广东、浙江、福建，以及河北、北京、辽宁的部分区域，均属于泥石流灾害的高发危险地带。这些地区多山的地形、复杂的地质条件，叠加频繁的降水，使得灾害发生风险显著增加。

如何防范山洪

虽然山洪、泥石流、山体滑坡这三种突发性地质灾害的发生状态略有不同，但防范和应对的方法基本可以通用。

关注天气

雨季应尽量避免进山。如果必须进山，提前了解目的地的天气状况、防汛办通知及急救救援电话，带好雨具，做好备选路线方案。山区小气候复杂多变，天气预报可能有误差，建议提前找当地人或者最近去过的驴友了解情况，避开地质条件不稳定的区域。

携带急救装备

除了配备包含常用药品的基础急救包，还应携带雨衣（各种防水装备）、口哨（发出求救信号）、多功能小刀（必要时可划破帐篷逃生）、头灯手电、急救毯、移动电源、保暖衣服、高热量食物饮水等。

避免下河游玩

除非经过充分的准备和评估，任何情况下不要轻易涉水过河。尤其是雨季进山，可能出现水流没过桥梁、淹过膝盖的情况，十分危险。不要进入已经发布山洪预警的区域，若已身处其中也请快速撤离。

注意听、看、闻

在了解当地天气状况的基础上，学会识别山洪、泥石流发生前的早期预兆：

听见树木发出沙沙声，或伴有树木断裂的声音；

水位急剧下降（上游暴雨导致山体坍塌，堵塞河道）；

水流突然增大，溪沟内传来类似闷雷声或火车轰鸣声；

水流突然变浑浊且有泡沫（上游发生崩塌，将泥沙带入水中）；

徒步经过的斜坡底部或疏水孔有大量泥水渗透出，斜坡中段或顶部有裂纹，并露出新鲜泥土（坡体内水分饱和，是发生泥石流的前兆）；

出现异常臭味（可能是上游发生山崩）；

动物有异常反应，比如猫大声嘶吼等。

选择安全扎营地

雨季尽量不要露营。若确实需要搭营，务必谨慎选择地点：可以选择地势较高、背风处、略微倾斜、地面平坦干爽、距离水源60米左右的地方。露营时安排轮流值班，一旦发现山洪暴发、泥石流等危险信号，马上撤离帐篷和营地，具体而言：

不要选择山顶或过于空旷的地方，避免受到雷击；

不要挨着河滩、河床、溪边、沼泽、川谷地带建立营地，谨防被夜间大雨、洪水冲走；

不要选择有滚石、滚木、风化岩石的地点，防止落石砸伤。

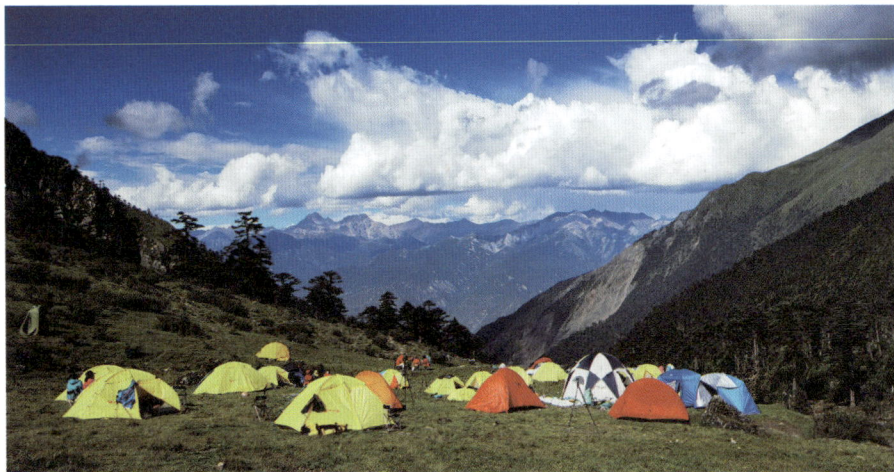

梅里北坡营地，地形平坦开阔

遇上山洪如何脱险

和失温、中暑等户外风险不同，山洪、泥石流、滑坡都有突发性的特点，其来势之迅猛如同川剧变脸一般。

保持镇静

切勿慌乱，保持冷静，迅速判断现场环境。立即离开低洼地带，寻找较高处的有利地形躲避。

选对撤离方向

不要沿着水流跑，不要在河谷里跑，更不要横渡泥石流，而是以最快速度向水流前进的垂直方向（即两侧高坡）撤离。

墨脱刚刚经历过山洪的道路　　　　　　　　　　　　　　　图片拍摄：行摄匆匆

轻装逃生

为了提高逃生速度，尽可能抛下妨碍你移动的重物，不要贪恋财物。

选好躲避点

在基底稳固，较为平缓开阔的地方停留，不要在土地松软不稳定的斜坡停留。

寻求救援

有通信条件时，及时拨打急救电话寻求救援；

若没有信号网络，可采用挥动颜色鲜艳的衣服、集体同声呼救、吹口哨、制造烟火等方式发出求救信号；积极采取自救措施，比如抓住体积较大的固定物或漂浮物，爬上屋顶或大树避难，寻求逃生机会。如果不幸被卷入山洪中，应闭住嘴巴避免泥沙进入口中，解开背包带，尽量采取面朝下游方向，双脚向前伸出的保护性泳姿。

雷电

雷电是大气强对流活动引发的放电现象。积雨云就是其中强对流的代表。积雨云中，上升的暖湿空气和下降的冷空气相遇，冷热交加，二者相互摩擦产生静电，原来云中和谐分布的电荷被打乱。最终，较轻的正电荷聚集在云顶，较重的负电荷堆积在云底。聚集在云底的负电荷离地面更近，也更方便吸引地上带正电荷的物体，形成电场。当电场强度足够大，超过了空气的绝缘能力，就会发生击穿，形成导电通道，这就是闪电。

至于轰隆隆的雷声，则是因为闪电释放出的巨大能量，瞬间加热周围空气，空气迅速热胀冷缩，急剧膨胀产生冲击波，发出的吓人声响。

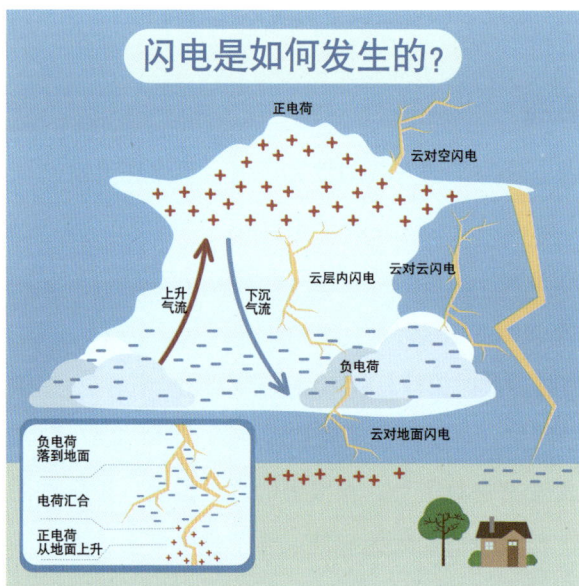

闪电大部分发生在云层里、云与云之间、云与空气间，只有少部分闪电会到达地面

雷电的 4 种攻击方式

直雷击

直雷击是最常见也是危害最大的雷击形式。在雷雨天气下，闪电直接进攻人体。高达几万到十几万安培的雷电电流，从头顶穿透，通过双脚流入大地。这种雷击情况一般伤势较重，严重会直接致死。

侧闪

当雷电击中一个物体时，强大的电流会通过物体释放到大地。这当中，部分电流发生"短路"，从物体上跳到受害者身上。侧闪常常发生在树下，所以雷雨天不要躲在树下。

跨步电压

当雷电击中树木或其他物体时，大部分能量会从雷击点向外沿地面传播。当人两脚站立点的电位不同产生电位差，这时会有电流通过下肢直达头顶，产生跨步电压（两腿之间的距离越大，跨步电压也就越大）。

接触电压

当雷电产生的电流通过高大的建筑物、树木、金属线等导电体时，会释放出高达几万到几十万伏的电压。如果人不小心触摸到它们，可能会引发触电。

雷电造成的伤害

雷击闪电造成的常见伤害包括肌肉疼痛、骨折、烧伤、眼部白内障、失去意识、心搏骤停、精神错乱、听力丧失等。以下列出了几种常见伤害。

烧伤

当雷电作用于周围空气，会出现局部2000—3000℃的高温。这些高热电流穿过人的肌体时，会造成电灼伤、肌肉闪电性麻痹、烧伤烧焦等情况。被雷击后，毛细血管破裂，红细胞进入表皮形成"利希滕贝格图"（闪电样树枝状红斑）。

损伤听力

雷声可能会震破附近人的耳膜，导致暂时性耳聋或永久性听力受损。

伤害神经和心脏

当强大的闪电脉冲电流经过心脏时，受害者可能出现血管痉挛、心搏停止。严重时心脏会停止跳动；雷电电流还可能伤害大脑的神经中枢，使受害者停止呼吸。

造成内伤

雷击的伤害并非一时的，雷电冲击波会造成颅骨骨折或内脏损伤。幸存者也可能遭受长期病痛，甚至残疾。

在户外如何避雷

提前看天气预报

雷雨天尽量避免出门。如果一定要参加户外活动，提前查看当地天气预报、区域局部天气以及气象部门公告。如果预报有雷暴，可以推迟出行计划或更换线路。

看云识天气

高大浓厚，上端呈塔状或砧状，中底部黑暗的积雨云，通常会带来强阵性降水，并伴有大风、雷暴、冰雹、龙卷风等强对流天气。

遵循 30/30 原则

如果你看到闪电和听到雷声的时间少于 30 秒，说明你正处在雷击区（雷击距离在 10 公里之内），请及时采取措施躲避。听到最后一声雷响后，可在避难地点等待 30 分钟后再出门。

身体预判

当身体毛发竖起，身上有蚂蚁爬走感，物体周围出现蓝色光晕或空气中发出噼啪声，都是发生雷击的前兆。这时应立即取下金属物品，尽快弯腰往地形低洼处跑，有车的话尽快躲进车内；实在跑不了，可采取下蹲，低头双手捂耳，踮起脚尖脚跟相碰，与地面只有一个接触点的防雷姿势。千万不要躺下！

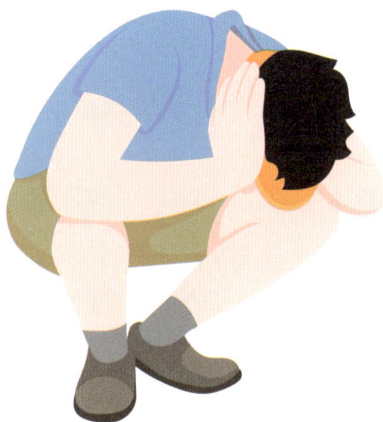

正确的避雷姿势

学会远离

远离山顶：闪电通常会打击高处和高大物体，远离山顶、高丘地带。可以到低洼沟谷、干燥背风的房子或山洞、浓密的森林里进行躲避。

远离树木：不要在孤树下躲雨，潮湿的树干相当于一个天然的引雷装置，最好远离树干 3—5 米以上。

远离水边：远离江、河、湖、海等水面，防止水导电造成雷电。

不要打伞

在空旷场地下的雷雨天不要打伞，穿雨衣比较安全。同时，避免在雷雨中跑动、骑自行车或摩托车。

不要戴金属物品

雷雨天气下，取下身上戴着的所有金属物品放在包中，包括手表、金属眼镜框、皮带扣头、首饰等，手里拿的登山杖若是金属物品，也放在包中。更不要使用手机，避免引雷。除了在户外，其实在室内也需要有防雷意识。雷雨天气时，关好门窗，不要站在阳台或窗边，不要用太阳能热水器洗澡，不要触摸金属管线，拔掉电源，尽量不要使用电器。

雷击后如何急救

尽管被雷电击中的概率仅有 175 万分之一（全球每年大约有 4000 多人惨遭雷击），但掌握科学的预防措施及规范的急救流程，仍是降低伤亡风险的关键所在。

拨打急救电话

在将雷击伤者转移至安全环境后，应第一时间拨打当地急救电话。我国急救电话为 120，日本、韩国为 119，马来西亚使用 999，尼泊尔可拨打 102，巴基斯坦则为 115。建议出行前提前确认目的地的紧急救援号码，确保信息准确。

急救处理需依据伤者状态实施：若伤者意识清醒且呼吸心跳正常，可使其就地平卧并持续观察生命体征；若呼吸停止但心搏尚存，应立即开展人工呼吸；若心搏骤停而呼吸仍在，需尽快由具备急救资质的人员实施胸外心脏按压，为专业救援争取时间。

防止烧伤，尽快灭火

如果伤者遭受雷击后衣物起火，应立刻让伤者躺下，以免火焰上蹿烧到面部。同时，尽快往伤者身上泼水，或者用厚衣服、毯子等包裹住伤者，通过隔绝空气来灭火焰。

值得注意的是，由于雷电电流击中人体后会迅速导入大地，被雷击中的人体不会残留电荷，因此救援人员可放心施救，无须担心触电风险，以免延误黄金抢救时机。

总而言之，防雷最重要的就是两条基本原则：一是要远离可能被雷击的物体和场所，二是设法使自己不成为雷击"目标"。

有毒植物

地球上大约有 30 万种植物，我国地域辽阔，跨越寒、温、热三带，孕育了其中十分之一的物种。在我国已知的植物中，有毒植物有 1300 多种，主要集中在毛茛科、杜鹃花科、大戟科、茄科、百合科、豆科等。对于户外爱好者而言，无须掌握所有的有毒植物，重点识别常见有毒物种，避免接触、采摘与食用，即可有效规避风险。

植物的基本结构

植物的基本结构可分为六大主要器官：根、茎、叶为营养器官，花、果实、种子为繁殖器官。

营养器官

根：一般埋在土里，主要功能是吸收水分和养分，固定支持整株植物，同时储藏营养。

茎：一般在地面以上，向下与根相连，向上连接叶、花、果实，有输送营养物质和支撑植株的作用。

叶：多为绿色扁平形态，是植物进行光合作用的主要场所。

繁殖器官

花：雄蕊散播花粉，雌蕊接收配子完成授粉。

果实：在花受精后由子房发育而成的结构，通常内含种子。

种子：包含胚珠和胚乳或子叶，能够在适宜条件下萌发成新的植株。

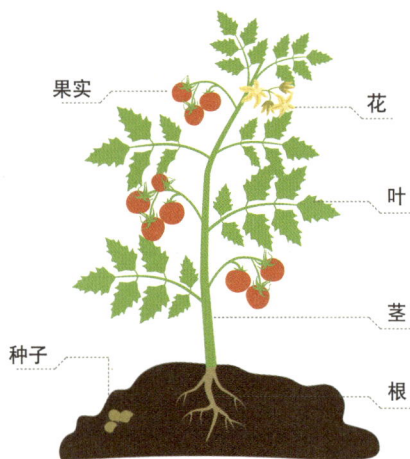

植物的基本结构

户外十种常见有毒植物

夹竹桃

夹竹桃属于夹竹桃科夹竹桃属，因叶片似竹，花朵如桃而得名。夹竹桃的花分为单瓣与重瓣，果实则是像铅笔一样的长条形。

夹竹桃科的植物一般全株有毒，大家尽量避免直接接触它们。若一定要接触，应避开身体伤口部位。夹竹桃的根、叶、花粉和分泌出的汁液含有一种"强心苷"类毒素。一旦误食，强心苷首先会刺激胃肠道，然后攻击心脏。轻则心律失常，重则心脏衰竭，危及生命。同科的长春花种子、鸡蛋花汁液及黄蝉花，也都含有微量毒素，接触风险较低，但不要大量接触和食用。

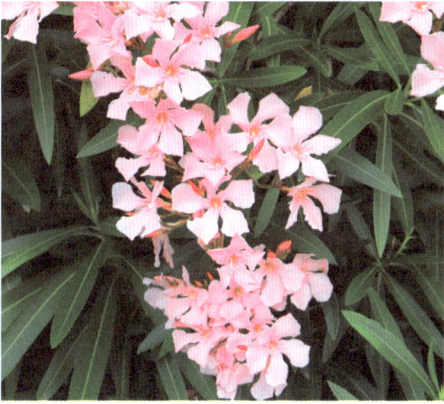

夹竹桃　　　　　　图片拍摄：Adobe Stock　　荨麻　　　　　　图片拍摄：Adobe Stock

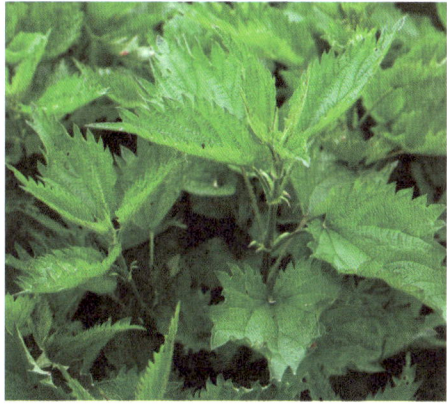

荨麻

荨麻是荨麻科荨麻属的多年生草本植物。荨麻的茎上长满毛刺，可以分泌蚁酸。人的皮肤沾上后会有一种蚂蚁爬上身，同时又被划伤的酸爽感。在我国主要有宽叶荨麻和麻叶荨麻两种。

曼陀罗

曼陀罗是茄科曼陀罗属植物，又名"大喇叭花""枫茄花"，常见于村落、工地、路边、山野。曼陀罗全株有毒，种子毒性最强。食用和外敷曼陀罗的叶片都会引起中毒。一般中毒的潜伏期为 20 分钟至 3 小时，发病多为急症，严重者会因呼吸衰竭死亡。相传明代时的蒙汗药酒就是用曼陀罗炮制的。

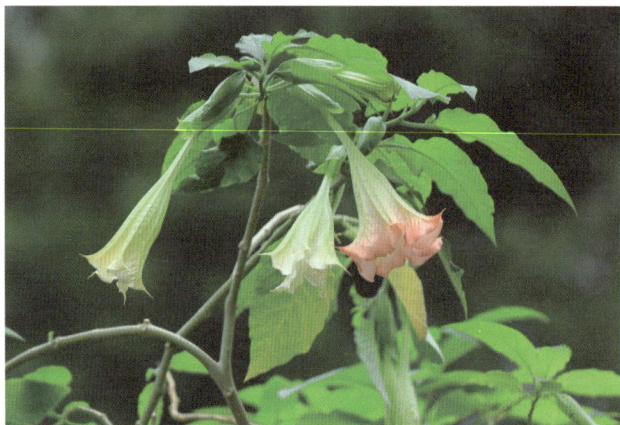

曼陀罗   图片拍摄：微捕手

　　虽说毒性大，但曼陀罗很好辨认。它的果实长满了刺，花是单生白色喇叭状。但也要警惕儿童因好奇吸食花蜜而中毒。

海芋

　　海芋是天南星科海芋属植物，又名滴水观音，是常见观赏植物。海芋的大叶子、红果子、大块茎都很吸引人，不过大家看到后不要好奇触摸，因为它的茎和叶片里的汁液都有毒，接触后皮肤可能会发麻，起疹子，误食后可能引起舌头麻木、肿胀，甚至中枢神经中毒。

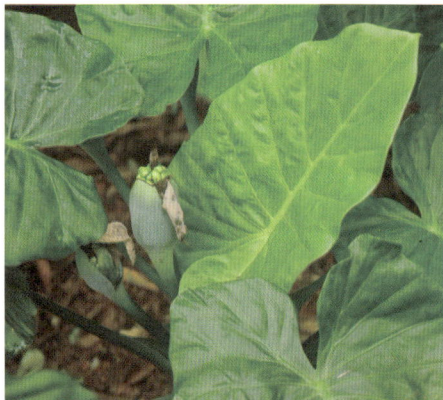

海芋   图片拍摄：董丰槐   美洲商陆   图片拍摄：Adobe Stock

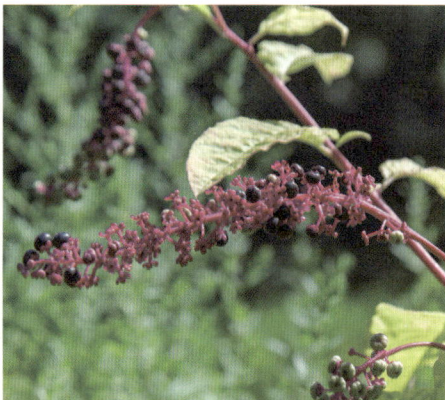

美洲商陆

美洲商陆也叫垂序商陆，是商陆科商陆属植物。它原产于北美洲东部，在我国是一种入侵物种。美洲商陆全株有毒，根部和果实毒性最强。由于根部像人参，果实像"桑葚"，这让"亲切"的美洲商陆总能在误食排行榜上占据一席之地。误食后，患者通常会出现腹泻抽搐、恶心呕吐、头痛眩晕、神志恍惚等症状，严重者甚至会因心肌麻痹死亡。所以请一定不要乱吃野味！

杜鹃花

在高海拔徒步环境中，粉白色的杜鹃花算得上"老朋友"了。不过，你知道它们其实也是有毒植物吗？杜鹃花是杜鹃花科杜鹃花属植物，以粉色、白色居多。杜鹃花的叶子和花都有毒。误食后可能会出现呕吐、腹泻、头晕、四肢发麻、心慌、呼吸困难等症状。在徒步中和杜鹃花拍照，不要离得太近。

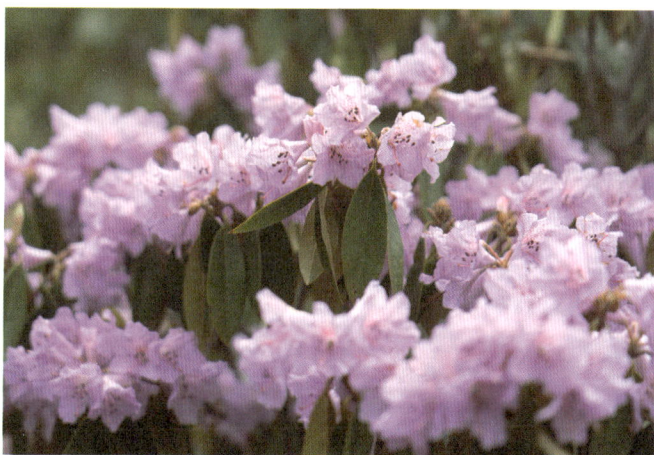

杜鹃花

图片拍摄：哈里森

漆树

漆树是漆树科漆树属的落叶乔木，是公认的"咬人树"。叶片和香椿一样，都是奇数羽状复叶，叶子是卵状椭圆形，树干很粗糙。漆树的茎干上会分泌漆油（生漆），这种黏腻的液体含有一种叫漆酚的物质，一旦沾到皮肤上可能会引起皮肤起疱及过敏性皮炎。所以我们在野外一定要注意，不要乱捡地上的树枝。

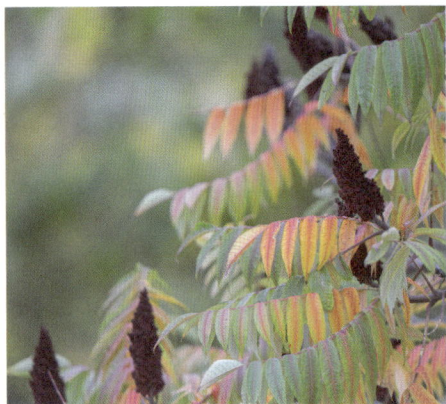

漆树　　　　　　　图片拍摄：Adobe Stock

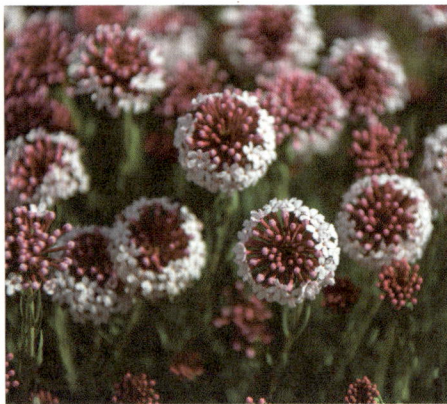

狼毒　　　　　　　图片拍摄：foblss

狼毒

狼毒花是瑞香科狼毒属多年生草本植物，光听名字就知它不好惹，实际也是如此。狼毒花的根、茎、叶都有毒。在草原徒步时，狼毒花十分常见，建议远离它们。它的出现并不是好事，反而是草原退化的标志。当地藏族人会用狼毒花的根茎制作藏纸，以预防虫蛀鼠咬，但接触新鲜植株可能使皮肤溃烂。

乌头

乌头是毛茛科乌头属多年生直立草本植物。乌头小巧可爱的外形让人见到它时忍不住说一句"好乖哦"。不过你可千万别被它给骗了，它可是名副其实的"毒草之王"。乌头全株有毒，块根毒性最强。乌头体内含有的生物碱毒素叫乌头碱。乌头碱毒性很强，3—5毫克就可以让一个成人致死。所以，它的叶、花、果，一定不要食用。

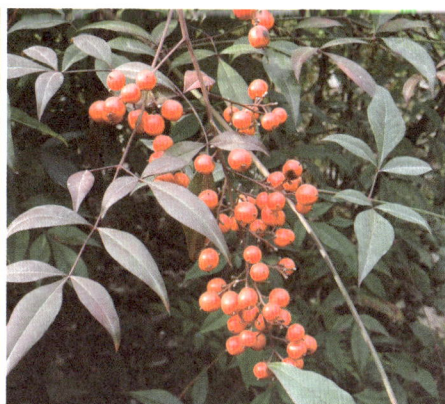

乌头　　　　　图片拍摄：Adobe Stock　　　南天竹　　　　图片拍摄：liujunfeng.dfic

南天竹

南天竹是小檗科南天竹属的常绿灌木。这种植物作为园艺观赏植物十分常见，秋冬季节结的小红果尤为醒目，也有人将它养在家里。南天竹主要分布在我国和日本，全株有毒，尤其是果子，内含南天竹碱在内的多种生物碱，仅部分鸟类、鼠类等可以食用，并且消化后排泄出种子，还能帮南天竹繁衍。但人类误食可能出现脉搏不稳、血压下降、肌肉痉挛、呼吸麻痹、意识模糊等症状。

除了南天竹，常见的还有红豆杉、颠茄等很多有毒的紫红小果，切勿随意采摘食用。

如何预防植物中毒

了解一些常见有毒植物

在日常生活和户外徒步中，可收集和认识些常见植物。不同地区的有毒植物种类不同，提前熟悉常见的有毒植物也是很有必要的。在被大自然治愈的同时，还能了解它背后蕴藏的奥秘。

全副武装

在徒步过程中，尤其是经过茂密的森林或灌木丛时，可戴上帽子，围上面罩，穿长袖长裤长袜将外露皮肤遮住，以免被植物划伤。必要时，也要扎紧裤脚哦。

不要手长嘴馋

在野外尽量不要触摸植物。如果一定要接触植物，可以先留意一下上面是否有刺，是否割破会有液体等，避免中毒。还有一些伙伴喜欢在户外寻"野味"，采食野果、野菜、野蘑菇。除非有当地人辨认指导，否则不要盲目食用。

及时就医求助

如果不幸误触或误食了有毒植物，应立即停止食用，漱口或清洗，尽快用手指或就近工具催吐，然后携带上剩余的野菜等，以最快速度前往医院。如果身上沾上了来自植物的不明液体，可以用清水冲洗。条件允许下，接触过有毒植物的衣物和设备也可适当清洗。

除了有毒植物，还需额外注意珍稀保护植物。在高原徒步时，我们经常会遇到一些很惊艳的植物，例如晶莹透亮的绿绒蒿、傲然高耸的塔黄、娇美的杓兰、圆头圆脑的水母雪兔子、圣洁的苞叶雪莲等。切记"路边的野花别乱采"。美好的事物请留在大自然，留给更多人来欣赏。在这里提倡每个户外人都"用眼而非用手"去欣赏野花，用光影记录下自然之美，通过互联网平台分享给更多人。远观而不亵玩，和植物朋友们保持友好的安全距离。

毒蛇

在全球已知的蛇类物种中，只有15%会在咬合时注射毒液，大多数蛇对人类无害，例如我国常见的土锦蛇、阜游蛇、乌梢蛇等，以及作为宠物饲养的玉米蛇、奶蛇等。不过，一旦遇上毒蛇，那可就是大麻烦。认识几种常见毒蛇，掌握科学的蛇咬伤急救常识，知道如何预防蛇咬，十分有必要。

三类常见毒蛇

引起临床中毒案例的毒蛇主要有三类：蝰蛇（科）、金（银）环蛇和眼镜蛇（属）。

蝰蛇（科）

身粗尾细，头部呈三角形，是一种在全世界都广泛分布的毒蛇科。在我国分布的主要有莽山烙铁头蛇、尖吻蝮蛇（五步蛇）、圆斑蝰蛇、短尾蝮蛇、竹叶青蛇等。

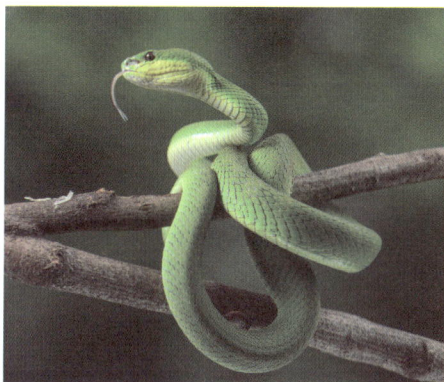

竹叶青蛇　　　　　　图片拍摄：Adobe Stock　　金环蛇　　　　　　图片拍摄：Adobe Stock

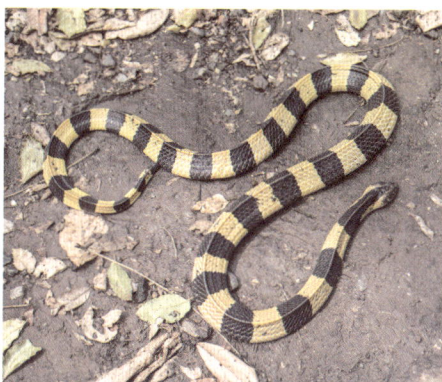

金（银）环蛇

这类蛇身体具有鲜明的环状条纹，金环蛇是黄黑相间，银环蛇是黑白相间。金（银）环蛇主要分布在印度东北部和东南亚地区，以及我国的江西、福建、广东、广西、云南、香港、海南等地。

眼镜蛇（属）

眼镜蛇特征明显，多数身长能达 1.8 米以上，颈部与身体花纹变异很大，颈部有单眼纹或双眼纹（也有的没有花纹）。最明显的特征是能扩张颈部，遇敌时会立起前身低吼。目前眼镜蛇属下约有 20 个确认种，所有种都有致命毒液。眼镜蛇的平均排毒量 80 毫克，仅需 15 毫克毒素即能致人死亡。

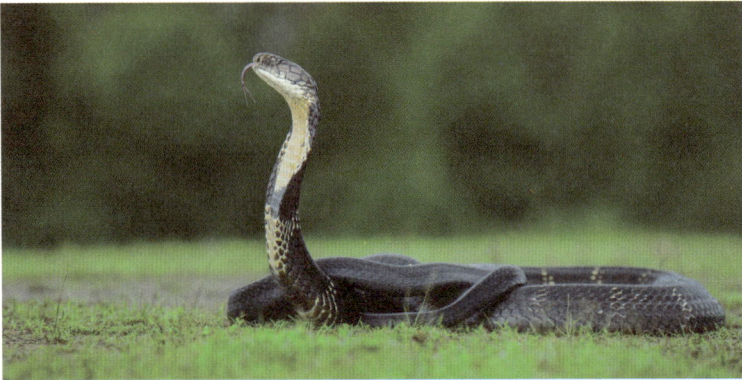

眼镜王蛇   图片拍摄：Adobe Stock

在户外如何判断蛇是否有毒？

除了特别好认的几种毒蛇，一般人在惊慌条件下可能无法判断蛇的种类。所以一旦在户外被蛇咬伤，可一律当作毒蛇来处理。如果一定要分辨，最直接简单的方法是看牙印。

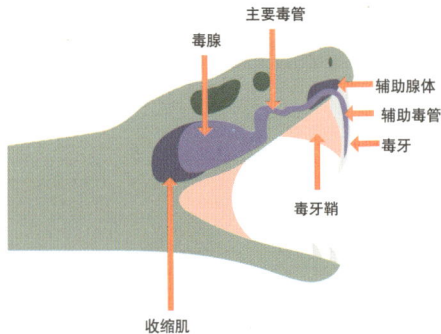

一般毒蛇的面部结构

毒蛇与无毒蛇咬伤的特征鉴别要点

临床表现	蛇的种类	
	有毒蛇咬伤	无毒蛇咬伤
牙痕	成对的牙痕，呈 ".." 或 "::" 形	两排细小的锯齿牙痕，呈 ∧∧ 形
咬伤伤口及肢体	伤口剧痛难忍（神经毒类毒蛇咬伤伤口疼痛不明显）、瘀斑、血疱、水疱，肢体肿胀、溃烂、坏死、麻木，甚至出现骨筋膜室综合征、组织坏死、肌无力等	轻度疼痛、少许出血
全身表现	全身各部位可出现自发性出血、弥散性血管性凝血、休克、心肌损害，急性肾损伤、多器官功能障碍综合征、急性呼吸衰竭等	

毒蛇咬伤的常见症状

据不完全统计，我国每年发生 25 万—28 万例毒蛇咬伤。每年 4—10 月是蛇咬伤高发期，7—9 月是蛇咬伤的高峰。

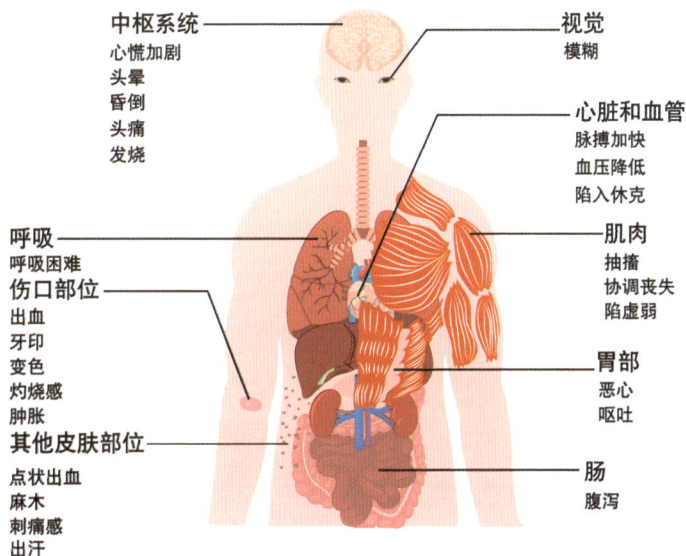

中枢系统
心慌加剧
头晕
昏倒
头痛
发烧

视觉
模糊

心脏和血管
脉搏加快
血压降低
陷入休克

呼吸
呼吸困难

伤口部位
出血
牙印
变色
灼烧感
肿胀

肌肉
抽搐
协调丧失
陷虚弱

胃部
恶心
呕吐

其他皮肤部位
点状出血
麻木
刺痛感
出汗

肠
腹泻

被毒蛇咬伤后的一般症状

被毒蛇咬伤后，被咬伤周围可能出现剧烈灼伤般的疼痛，咬伤区域发红、肿胀、组织损伤、异常凝血或出血，恶心呕吐、腹泻、焦虑、头痛、视物模糊、肌肉无力、呼吸困难、四肢麻木等。

不同类型毒蛇咬伤后的临床表现有所不同，常见的有下面4种类型。

血液毒

血液类蛇毒成分复杂，包含出血毒素、凝血毒素、抗凝血毒素等多方面毒性，主要攻击心血管系统、血液系统和泌尿系统。具体表现有鼻腔、牙龈、尿道、消化道等多部位出血，严重时颅内出血；伤口持续出血，肿胀迅速蔓延，出现瘀斑、血疱、水疱；伴随皮肤潮冷、口渴、脉搏加速、血压下降等休克症状。

神经毒

神经毒表现为咬伤创口发麻，疼痛不明显，无明显渗出，常常被忽视。神经毒早期症状很轻，一般咬伤后的1—4小时后才会逐渐出现头晕、恶心、呕吐、流涎、视物模糊、眼睑下垂、语言不清、肢体瘫软、吞咽困难等症状，最终呼吸肌麻痹，导致急性呼吸衰竭，甚至自主呼吸停止。

细胞毒

细胞毒通常表现为肢体肿胀、溃烂、坏死，可继发心肌损害、急性肾损伤，甚至多器官功能障碍综合征（MODS）等。

混合毒

混合毒表现为两种及两种以上毒素引起的症状，以神经毒为主导。此类患者病情进展迅速，有致死风险。

毒蛇咬伤后的急救处理

稳定情绪

保持镇静，不要走动、奔跑，以免诱发毒液向全身扩散。

拨打救援电话

立即拨打急救电话，尽快到有抗蛇毒血清、有救治经验的医院进行医治。高质量的抗蛇毒血清才是抑制蛇毒最有效的方法。

记住蛇的样子

尽量记住蛇头、蛇体、斑纹、颜色等特征，有条件可以拍下"肇事蛇"的样子，以便后期治疗，但不要因拍照耽误了急救时间。

清水冲洗

立即用大量清水冲洗伤口，及时取下受伤处的饰品，防止肿胀后造成肢体缺血。

结扎、绷带加压固定

这种方法一般用于神经毒类毒蛇咬伤。在被毒蛇咬伤之后，我们可以用弹性绷带（鞋带、耳机线、皮筋、裤腰带等也可），在伤口近心端5—10厘米处局部缠绕，减少蛇毒的蔓延。

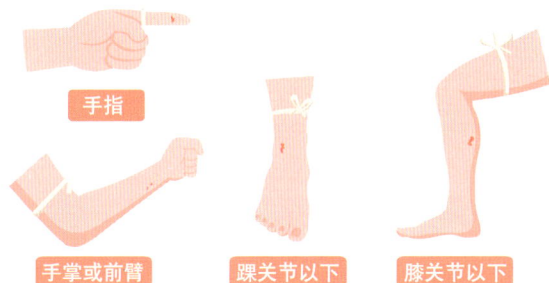

手指

手掌或前臂　　　踝关节以下　　　膝关节以下

被毒蛇咬后的伤口近心端包扎位置示意图

需要注意的是，结扎只是早期的急救措施，目的是阻断表层静脉和淋巴回流；操作时应防止压迫过紧、时间过长导致的肢体缺血性坏死，建议每 40 分钟至 1 小时松解 10—15 分钟。

如何预防被蛇咬伤

提前了解环境

在做任何户外活动前，都要做好充足的准备计划。除了户外装备，还需了解目的地基本地理环境（气候天气、海拔、文化风俗）、动植物情况（是否有蛇、猛兽、有毒植物出没），以及附近有无医院（医院等级、能治疗哪些疾病、是否有血清）等。

合理穿着

前往森林沼泽地带、草丛深处，最好穿着长袖长裤，高帮鞋袜，扎好裤脚，必要时可穿上雪套。

使用工具

通过植被茂密区域时，可以先用登山杖"打草惊蛇"；尽量走在明显路径上，不要轻易进入未知洞穴。

晚上少出门

很多毒蛇都为夜行性动物，尽量避免进行夜间的户外活动。

见到蛇莫惊慌

如果你不幸与蛇狭路相逢，尽快反方向跑路躲闪。除非是专业科研人员，否则不要靠近观察、拍照、攻击它们，以免被咬伤。

领队经验谈

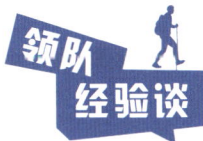

防蛇的五大误区

人蛇相遇，我要打死它！

这样做是非常危险且错误的。在野外碰到蛇，应尽量绕开或远离，而非正面硬刚。一般来说，蛇只有感到害怕或自己安全受到威胁，才会攻击人。再者，蛇同人类一样，是生物圈中的重要成员，能在维护地区生态平衡中发挥一定积极作用。

用嘴吸出毒液，我就安全了！

这样的操作存在一定风险，搞不好会中毒更深，甚至丧命。因为我们舌头底下的血管、口腔黏膜或是口腔溃疡等，都可能会吸收蛇毒，并把它们送入心脏。所以，被蛇咬伤后不要乱操作，及时打急救电话，送至可以治蛇伤的医院才是正解。

被毒蛇咬伤后，我来喝酒解毒！

被蛇咬后，不要喝酒，也不要喝咖啡。这是因为酒精会加速血液循环，加速蛇毒在全身的扩散；饮酒后血管通透性也会增加，容易导致肢体肿胀，还会降低患者抵抗力。所以被毒蛇咬伤后最好别喝酒！

把受伤处切掉，毒素就不会上身了！

被蛇咬伤后，不主张切开伤口，例如竹叶青、蝮蛇属于血液毒，切开伤口后容易血流不止，也会增加伤口感染的风险。

蛇会害怕所有强烈刺激性气味！

不完全是这样。我们知道，蛇是通过舌头来感知气味的。它们通过伸出舌头接触空气中的微粒，然后收回舌头将化学物质传递给口腔顶部，最后通向雅各布森器官（也称犁鼻器），将信息转化成神经信号传给大脑。

蛇类的嗅觉非常灵敏，不喜欢樟脑丸、雄黄、艾草、迷迭香、万寿菊等味道，市面上也有售卖驱蛇剂的。但这并不意味着，这些气味能完全驱散它们。遇到蛇还是尽快远离为好。

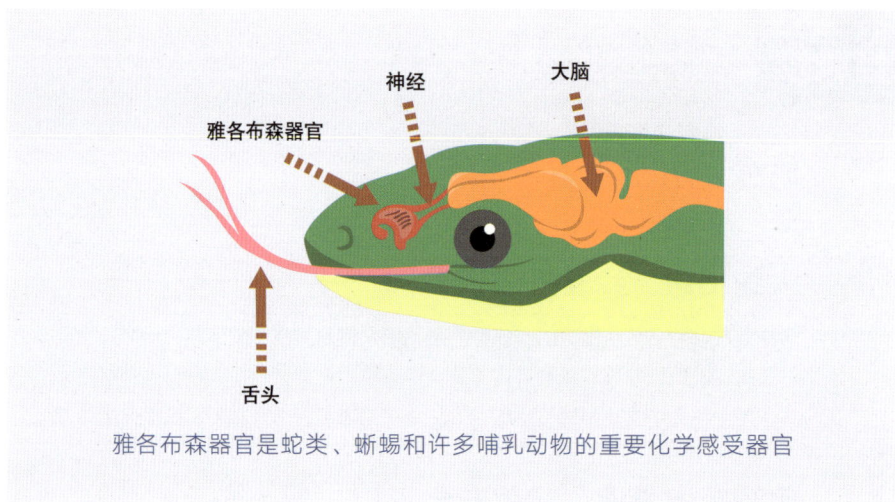

雅各布森器官是蛇类、蜥蜴和许多哺乳动物的重要化学感受器官

野兽

熊

熊科是陆地上体形最大的哺乳类动物之一，全球现存 5 属 8 种，即棕熊、北极熊、亚洲黑熊、美洲黑熊、马来熊、懒熊、眼镜熊、大熊猫。熊四肢强壮，爪子锋利，可以站立，嗅觉灵敏，视力较差；熊是杂食性动物，日常饮食包括小动物、植物、水果、坚果、蜂蜜等，袭击人类的事件鲜有发生，大多数熊只对保护食物、幼崽和领地感兴趣。

遇到熊了怎么办？

如果距离熊比较远，熊也没有发现你，尽快安静离开。

如果距离熊比较近，不要转身，避免与熊对视，静静后退离开，不要大喊大叫。爬树和快速跑对熊都没用。可以尝试扔出去除了背包或食物外的东西，吸引熊的注意力。

如果遇到了小熊，赶紧离开，护崽的母熊可能就潜伏在附近。

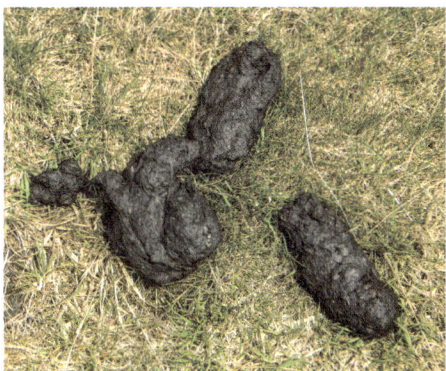

熊的粪便　　　　　图片拍摄：Adobe Stock　　　熊的脚印　　　　　图片拍摄：Adobe Stock

如何预防"熊出没"？

• 集体行动

熊会对人群感到恐惧，尽量避免单独行进。

• 保持距离

避开熊的领地和兽道，不在熊的交配期和哺乳期出入熊的领地。若必须经过该区域，请尽可能安静地通过。

• 检查露营环境

露营前，可以用望远镜扫视，并检查周边是否有熊出没的痕迹，防止侵扰了熊的领地。露营时，妥善储存营地食物，尽量不在帐篷里吃零食。在营地设置"熊线"，不要把食物放在帐篷内，打包好用特定的储存盒或袋子悬挂在树上或者放在空旷远离营地的位置。

• 携带小工具

在偏远地区徒步时，可携带防熊器、挂上熊铃、带上熊胡椒喷雾等。

狼

狼是广泛分布于全球的大型食肉动物。无论是在山地、草原，还是河谷，都有可能遇见它们。2021 年，狼被列为我国国家二级重点保护野生动物。

　　一般来说，狼袭击人类的原因，大体可分为三种：感染狂犬病毒后的袭击、防卫性攻击和捕食性攻击。其中，感染狂犬病毒后袭击人类是最主要的原因。通常情况下，狂犬病发作的狼异常狂躁，攻击性增强，会在 1—2 天内疯狂袭击人。在捕食性攻击时，狼会选择弱小、容易捕猎的个体，所以在外一定要保护好儿童。和熊不同，狼大多数时候比较怕人，会悄悄行动发起偷袭。在我国，狼攻击人的事件并不多，大多数以捕食家畜为主。

遇到狼怎么办？

　　保持冷静，不要跑，不要背对着狼。最好是缓慢后退，如果有必要的话可以爬上树，因为狼不会爬树。

　　如果你有同伴在一起，而且周围有多只狼，那么就背对背，慢慢后退远离狼。

　　如果狼攻击你，坚守住自己的阵地，并寻找树枝、石头、登山杖等任何手边能找到的东西，攻击回去。防熊喷雾在这时也有可能派上用场。

如何避免遇到狼？

• 出发前了解线路

出发前，除了了解目的地基本的路线数据，还需要知道些当地国家公园或者野保组织的公开数据，明确有哪些野生动物出没。

• 处理好你的食物

保持营地清洁，把食物存在密封容器中，不要在离帐篷过近的地方煮饭，更不要擅自投喂狼群。

• 不要单独出行，减少晚上行动

狼是群居的夜行性动物，在黄昏到黎明这段时间内最活跃。晚上出行遇到它们的概率会大大增加。多人一起面对狼群，不仅壮胆，还能增加存活救援概率。

- 制造噪声

有时候，制造如说话、唱歌、铃铛等噪声可能会吓跑附近的狼群。

野牦牛

当我们到西藏旅行，散落在牧场上的家牦牛并不少见。它们或白或黑或花，成为草原上一颗颗移动小星。相比于"温顺"的家牦牛，野牦牛则更为"凶悍"。在体形上，野牦牛能达到 1.8—2 米，体重也能有 1 吨左右，而家牦牛通常只有 1 米左右，体重也只有约 300 公斤。在藏区徒步越野，尤其是羌塘、阿里、阿尔金山附近，很可能遇到野牦牛。野牦牛冲刺时活像一台快速冲过来的坦克，即使离得老远，仍能感受到它们强大的气场。

遇到野牦牛怎么办？

成群的野牦牛对人类保持警惕，一般会主动避让人和车，但凶狠的独行牛十分危险。它们常常会主动攻击在面前经过的各种对象，比如移动的车子等，而且它们都很倔强，拼命攻击是常态。

当野牦牛发起攻击时，会先竖起尾巴给予示警。如果你在车里，踩足油门赶紧跑。不过千万不要用车撞野牦牛，它们可是国家一级重点保护野生动物，伤害它们将面临刑事处罚。如果孤身步行遇见野牦牛，尽量绕道而行，利用地形或障碍物隐蔽，并随时准备逃离。

如何预防野牦牛？

虽说在野外遇上野牦牛是小概率事件，但在野牦牛出没的地区提前采取一些预防措施，可帮助你减少与它们相遇或减少潜在的风险。

- 提前了解目的地路线

提前了解你要去的路线是不是野牦牛的常见活动区域，并计划好路线，避开这些地区。在出发前，询问当地的导游或野生动物专家，获取最新的安全提示和建议。

- **不要独自行走**

在新闻上，总有人想靠一己之力穿越无人区，最后很多都以失踪死亡收场。不要独自前往无人区，请敬畏自然。

- **避免穿着鲜艳衣服，喷洒浓烈香水**

不要穿颜色鲜艳，尤其是红色的衣服。别说野牦牛了，普通家养的大黄牛都可能攻击你。

狗和猫

狗咬伤，猫抓伤，不只发生在野外，在我们日常生活的城市也很常见。

遇见野狗、野猫怎么办？

- **保持冷静**

不要大呼小叫，更不要跑，越跑追你越凶。

- **与它们保持距离**

尽量绕行。野猫、野狗长期在外流浪，身上的细菌病毒不少，很可能携带狂犬病。

- **不要投喂**

在野外不要直接接触和投喂野生动物，对我们和它们都好。一方面，投喂会鼓励它们接近人类，这会给未来来这里的驴友造成潜在威胁；另一方面，给动物吃人类的食物，不利于它们的身体健康，长期投喂还可能会改变它们的生态习性，对地区生态平衡十分不利。

被猫抓伤 / 狗咬伤怎么办？

家养的狗一般都打过基本的三联疫苗和狂犬疫苗，被咬伤后的危险系数远低于被野狗咬伤。不过一旦被咬后的暴露等级达到 II、III 级，需尽快去医院接种狂犬病疫苗，越早接种效果越好。

在去医院打疫苗之前，可自行采取一些急救措施。若伤口较大，立即用止血带进行止血；若伤口较小，用肥皂水和流动的清水交替清洗伤口至少 15 分钟，用消毒剂消毒伤口，不要包扎伤口，不要用嘴去吸。

与动物不同程度接触后需要采取的措施

暴露等级	与动物接触的亲密程度	采取措施
Ⅰ类	触摸或喂养动物，动物舔触的皮肤完整无损	不需要进行任何处理
Ⅱ类	皮肤被轻咬或者仅有轻微抓伤而无出血（皮肤有破损）	立即处理伤口并接种狂犬疫苗
Ⅲ类	一处或多处穿透性皮肤咬伤或抓伤（伤口较深）；动物舔触处的皮肤有破损；动物舔触处的黏膜被其唾液污染；与蝙蝠接触	立即处理伤口并接种疫苗和注射狂犬疫苗免疫球蛋白

野猪

野猪是偶蹄目猪科猪属动物，目前有 17 个亚种。野猪体形大，爆发力强，体重可达 150 公斤至 300 公斤，并且繁殖力极强，一窝能产崽近十只。野猪是杂食性动物，青草、树根、果实及小型动物等都是它们的食物，也包括人类吃的食物。

在国家林业和草原局 2024 年 1 月发布的《"关于进一步加强野猪危害防控的建议"复文》中指出，我国现有野猪数量约 200 万头，在 28 个省份均有分布，主要分布区域包括东北三省、云贵地区、福建、广东等地，其中因数量过多而致害省份高达 26 个。

遇到野猪怎么办？

• 避免接触

遇到野猪，与它们保持距离，尽量慢慢后退躲远，不要奔跑。野猪通常不会主动攻击人，除非是让它感受到了威胁。

- **保持直立不要直视**

不要害怕地弯腰或蹲下，不要一直盯着野猪的眼睛，这些行为都可能被野猪视为有威胁的攻击性行为。正确的做法是用偏离野猪目光的角度，采用"之"字形路线慢慢后退。

- **寻找掩护**

如果野猪表现出攻击性，应该寻找掩护，比如躲到大树后面或爬到高处。还可以用手中的物体进行防御，例如大棒、石头等。

如何防止与野猪面对面？

- **团体出行**

多人一起行动，面对野猪群时，不至于独自应对，吓到腿软。

- **善于观察**

在徒步露营中，除了穿戴好装备，留意脚下的路况外，也可留意周围的自然环境及野猪留下的足迹。

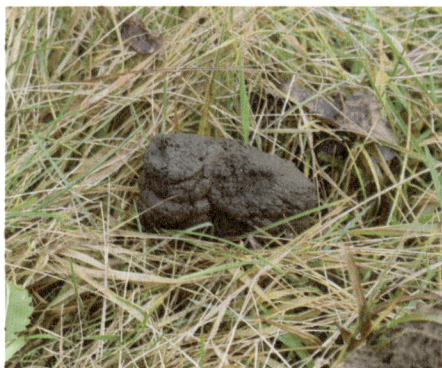

野猪的粪便　　　图片拍摄：Adobe Stock　　野猪的脚印　　　图片拍摄：Adobe Stock

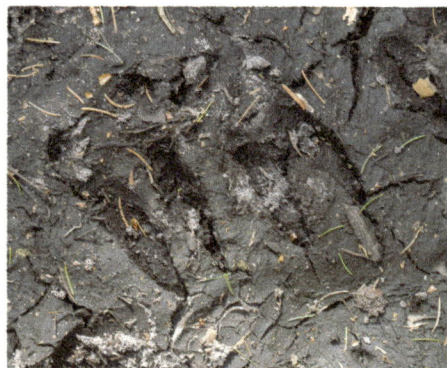

- **挑选合适时间**

野猪是晨昏动物，通常会在早晨和黄昏出来活动觅食，中午躲入密林休息；在季节上，野猪喜欢春夏时节到海拔较高处觅食，在秋冬时节转移到海拔相对较低的平原地区活动，还会入侵农田偷食红薯、玉米、花生等农作物。户外运动应避开野猪活跃时段和迁徙路线。

毒虫咬伤

在户外环境中，蚊子、跳蚤、臭虫、蜱虫、蜜蜂等节肢动物叮咬十分常见。大部分情况下昆虫叮咬是无害的，部分昆虫在叮咬时会释放出唾液或毒液，导致周围的皮肤变红、肿胀、发痒，引起过敏反应。

蚂蟥

蚂蟥是环节动物门环带纲动物，与蚯蚓属同一纲。蚂蟥通常呈蠕虫状或梨形，身体分节，布满肌肉。在全世界约 680 种蚂蟥中，有大约四分之三以宿主血液为食。蚂蟥会在咬人时分泌抗凝素（也称蛭素），防止血液凝固，让血源源不断流进嘴里，并分泌麻醉剂不让宿主察觉。

蚂蟥分为水蚂蟥和旱蚂蟥，在雨林、沼泽、湿地、溪流等温暖潮湿环境中，甚至一些高海拔地区，都可能遇到它们。国内高发区有西藏墨脱、云南西双版纳、福建武夷山及霞浦红树林、广西桂林、贵州黔东南、广东梅州等地。境外方面，尼泊尔 EBC（珠峰大本营）、ABC（安娜普尔纳大本营）徒步路线海拔 3000 米以下区域，布恩山环线前半段路程，蚂蟥出没风险也较高。

蚂蟥吸附部位

蚂蟥会附着在人体任何裸露部位！一般来说，外附的蚂蟥在吸饱血液后会自行脱落，这个过程可能需要 30—45 分钟，甚至几小时。

蚂蟥上身如何去除？

大多数情况下，蚂蟥对人类无害，甚至可以用于医疗。遇见蚂蟥，切勿紧张慌乱，强行拔除，避免它坚固的吸盘仍残留在皮肤上。可以采取以下方式。

当蚂蟥吸附在体表时，用手掌快速大力拍击吸附部位，用震动使身上的蚂蟥掉落。使用盐粒、酒精、烟草浸出液、肥皂液、清凉油或用明火烫烧，都是实用的好方法。 清洁包扎：可用创可贴或无菌绷带包扎伤口，可在被咬伤后的前几个小时内经常更换，直到出血停止。

当蚂蟥钻到眼睛、鼻子、嘴巴或耳道时，就不能简单地拿掉。如果在嘴里，可以使用外用酒精或过氧化氢，漱口 30 秒后吐出，检查口腔中的蚂蟥是否会出来；如果堵塞鼻子或耳朵，可选择用锋利的物体刺破蚂蟥，杀死它并使其更容易去除。有条件的话，最好去附近医院，寻求专业医疗人员的帮助。

当被蚂蟥咬伤后，身体出现红斑、发痒、红肿、眩晕、呼吸困难等过敏症状，应及时就医。

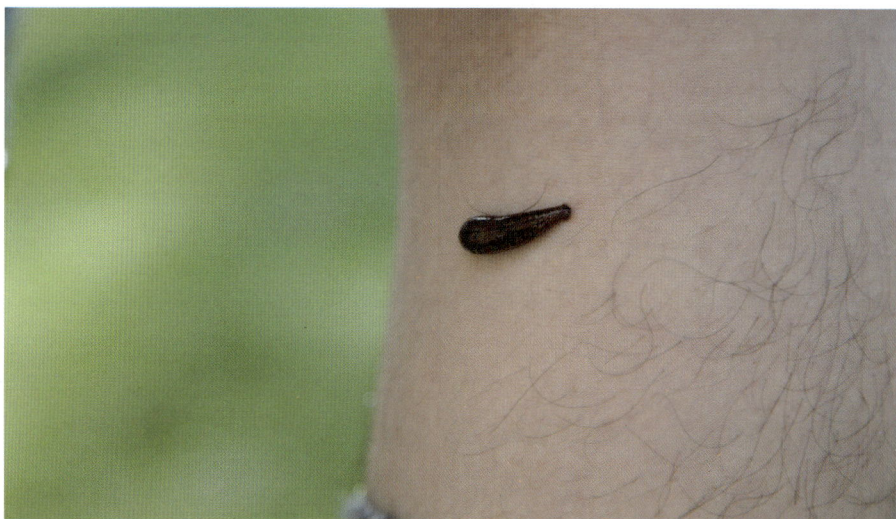

雨林里的蚂蟥上身   图片拍摄：Adobe Stock

预防蚂蟥小妙招

- **穿搭隔离法**

穿着贴身的长袖长裤，将袜子套在裤腿外，下雨天可套雪套，打绑腿，以防蚂蟥和皮肤的直接接触。

- **气味祛除法**

提前喷洒驱虫喷雾；在鞋子上涂抹风油精、防蚊油、肥皂水，防止蚂蟥往身上爬。

- **定期检查法**

在徒步通过草丛、密林、溪流等潮湿环境时，及时检查有无蚂蟥。若需要在野外露营，也尽量选择干燥的地方。

蜜蜂

提到蜜蜂，我们的第一反应可能是电影形象，有趣的《两只小蜜蜂》歌谣，也可能是蜂蜜、蜂箱、蜇人这样的关键词。狭义的蜜蜂是指膜翅目蜜蜂科蜜蜂属下的一类昆虫，有小蜜蜂亚属、大蜜蜂亚属和蜜蜂亚属，目前全球已识别的仅有 8 个种。蜜蜂会采食花粉，酿造蜂蜜，用蜂蜡筑巢，是生态系统的重要成员，甚至关乎着全球粮食安全。

广义的蜜蜂就多了，包括蜜蜂总科的 12000 个物种，比如我们常在新闻报道中看到和在野外遇到的马蜂、虎头蜂、竹蜂等。

马蜂又称黄蜂，体形比蜜蜂稍大，社会结构与蜜蜂类似，但它们并不酿造蜂蜜，而是捕食其他昆虫来喂养下一代。在感到巢穴有危险时，攻击性会增强。

虎头蜂（属）是一种大型胡蜂，又叫亚洲大黄蜂，民间称"人头蜂"。通常比马蜂还要大，攻击性也比马蜂强。不仅会蜇人，甚至还会攻击蜜蜂的巢穴，获取食物。

蜜蜂蜇人是怎么回事？

在蜜蜂的腹部末端，长着由一根背刺针和两根腹刺针组成的螯针。这根针与蜜蜂体内的毒腺和内脏器官相连，一个毒腺分泌甲酸，一个毒腺分泌碱性的神经毒素。两种毒素混在一起，刺激性和毒性都会增强。

当蜜蜂蜇人时，针头的小倒钩会钩住人们的皮肤；当蜜蜂试图飞离时，针会随部分内脏被拉出体外，蜜蜂也会死亡。所以最好的办法就是，人蜂相互离远点，避免这种两败俱伤的情况发生。

如何避免被蜜蜂蜇伤？

穿着得当：在经过密林或可能有蜜蜂出入的地方时，尽量穿浅色的长袖长裤，不要穿深色、带绒毛、鲜艳的衣服，更不要打赤脚行走。如果进入蜜蜂密集区，可像蜂农一样戴上防虫纱网。

避免香气，看好食物：户外徒步时，不要涂抹味道过重的香水和化妆品，不要在露营时长时间敞开食物与饮料，及时清理营地的垃圾，因为这些味道可能吸引蜜蜂来找你哦。

保持镇静，不主动攻击："攻击一只蜂，引来一群蜂。"如果你发现有蜜蜂在附近飞舞，尽量保持冷静，避开它们。如果蜜蜂靠近你，慢慢后退远离，而不是驱赶或用手拍它们。

检查并清除蜂窝：徒步中和扎营时注意观察，远离蜂巢。如果发现你的房子周围有蜂窝，最好请专业人士来处理（国内一般拨打119），不要自行处理，非常危险。

被蜜蜂蜇伤后该怎么办？

如果不幸被蜜蜂蜇伤，可按如下4步操作：

保持镇定，用小针、刀尖、指甲刀之类的工具快速把刺挑出来：需要注意的是，取针时尽量不用手挤压伤处，以防弄破毒囊让更多毒素进入体内。

　　清洗创处，中和毒性：被蜜蜂蜇可用碱性肥皂水，被马蜂蜇一般用醋。如果不知道是什么蜜蜂，用大量清水冲洗伤口也行。

　　冰敷缓解疼痛：有条件可适当服些止痛药。

　　及时就医：如果伤者有严重过敏、神志不清等症状，建议打急救电话，立即送医救治！

蜱虫

　　蜱虫，俗称"草爬子""狗瘪子"，是一种靠吸宿主血为生的体外寄生虫。除了我们人类，其他哺乳动物、鸟类、爬行动物等也都是它们常找的宿主。吸血时，蜱虫会将整个头都伸到皮肤里。不过它们动作轻盈且会释放麻醉剂，吸血时人一般察觉不到。每次吸完血之后，蜱虫就会进入"虫生"的下一阶段。目前，全球共有约 800 种蜱虫，主要分为硬蜱虫和软蜱虫两大类，硬蜱虫的背侧通常覆盖着一个坚硬盾板，软蜱虫则不明显；在吸血后，硬蜱虫变化相对软蜱虫会圆胖得更夸张。

　　蜱虫体内携带了很多细菌病毒，可以传播病原体，让宿主感染包括森林脑炎、莱姆病等多种蜱传疾病。被蜱虫叮咬后，可千万要上心，蜱传疾病可不是闹着玩儿的，不仅可能有后遗症，严重甚至可能致死。

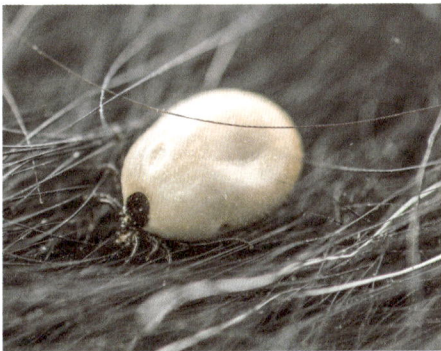

软蜱虫　　　　　图片拍摄：Adobe Stock　　硬蜱虫　　　　　图片拍摄：Adobe Stock

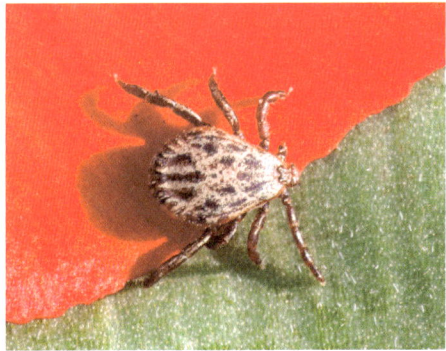

被蜱虫咬伤如何处理？

当蜱虫进入皮肤较浅时，可以尝试自行取掉。在蜱虫身上洒些酒精；用小镊子贴近皮肤，轻轻夹住蜱虫头部将它拉出；用碘酒或酒精消毒被叮咬的部位。

当蜱虫深入皮肤过深，建议去医院找医生处理。一般挂皮肤科、急诊科，不要直接拍死、硬扯，甚至用烟头烫，这样很容易让蜱虫的口器断在皮肤里，引发炎症。

如果被蜱虫咬伤后的几个星期，还有发热、皮疹、乏力、肌肉酸痛、关节炎、头痛等症状，建议去医院检查并向医生说明蜱虫咬伤史。

如何预防蜱虫？

定期检查： 在蜱虫多发的夏秋季节，徒步经过草丛，定期检查自己和宠物的身上有无蜱虫。蜱虫经常附着的地方包括但不限于手臂下方、耳朵周围、毛发内、肚脐眼内、膝盖后侧、腿根部等。如果发现，及时取下。

穿着合适： 戴上帽子，穿着浅色的长袖长裤，扎紧袖口裤脚，不要穿拖鞋，不要长时间坐卧在蜱虫栖息地的裸露地表。

清洁洗漱： 徒步回家 2 小时内洗个澡，换个衣服，检查一下身体，尤其是平时不注意的地方和皮肤褶皱处有无蜱虫或小红点脓包等。发现蜱虫及时取下，降低咬伤概率。

喷驱虫剂： 在户外活动时，可在暴露的皮肤上喷上驱虫剂。

接种疫苗： 对于长期在牧区、林区等地区活跃的人群，可以去接种森林脑炎疫苗，预防蜱虫叮咬后遗症。

蚂蚁

蚂蚁是我们再熟悉不过的小动物。童年时，一块面包和一堆蚂蚁就够玩儿一下午。目前全球已知的蚂蚁种类和亚种有约 15700 种，它们中的绝大多数都在勤勤恳恳为家族打工，只有少部分会与人类起点"小冲突"，例如爱咬人的红火蚁。

红火蚁原分布于南美洲巴拉那河流域，是全球公认的百大入侵物种之一，体内含有毒囊，尾部有带毒液的螫针。之所以叫"火蚁"，就是因为人在被它伤后会有火烧般的痛感。轻则红肿起疱，重则过敏休克。被咬伤之后如果起了小疱疹，一定不要弄破它们，以免感染。

另外，居住在中南美洲咬人超疼的子弹蚁，对人类攻击性极强的斗牛犬蚁等也都被列入了危险蚂蚁清单。

被蚂蚁咬伤怎么办？

如果不是对蚂蚁很熟悉，第一时间基本无法辨认它是否有毒。若不幸被蚂蚁咬伤，可一律当作有毒蚁来处理，以防万一。

清水冲洗：立即用清水或肥皂水清洗被叮咬部位。

冷水冰敷：用冷水或冰块进行冷敷，注意不要直接把冰块贴在皮肤上，可以包个衣服或裹块布。

使用药膏：可适当涂抹止痒或消炎药膏，缓解难受症状。

观察反应：如果有过敏史，或出现伤口处红肿加剧，身体发热，呼吸困难等严重症状，必须立即就医，一定别耽误。

如何预防蚂蚁咬伤？

远离多发地：徒步时，尽量远离草地、农田、荒地、河边、湖边等红火蚁多发区的蚁冢，不要打赤脚；露营时，也要避开蚁巢扎营。不要去捅或踩蚁巢，更不要上手摸，这样很容易受到红火蚁的群体攻击！

穿着保护：在户外徒步时，穿长袖长裤，同时可将裤腿塞进袜子里，防止蚂蚁进入。

使用驱虫剂：使用含有 DEET（避蚊胺）、Picaridin（派卡瑞丁）或柠檬桉油的驱虫剂，喷洒在皮肤和衣服上，防止蚂蚁靠近。

得益于触角上的化学感受器，蚂蚁们对气味十分敏感。在露营时，尽量避免将食物残渣长时间留在身上或周围环境中，以防吸引蚂蚁。

蜈蚣

蜈蚣，俗称"百足虫"，是节肢动物门唇足纲下的一种肉食性昆虫。目前，全世界有大约 8000 种蜈蚣，分布在地球各个潮湿角落的落叶堆、树丛、地洞里，平时很少与人类打照面。

被蜈蚣咬伤怎么处理？

在户外，贴地爬行的蜈蚣十分常见，无论是下过雨后的草丛，还是扎营旁的灌木丛里，都不免看到它们的身影。

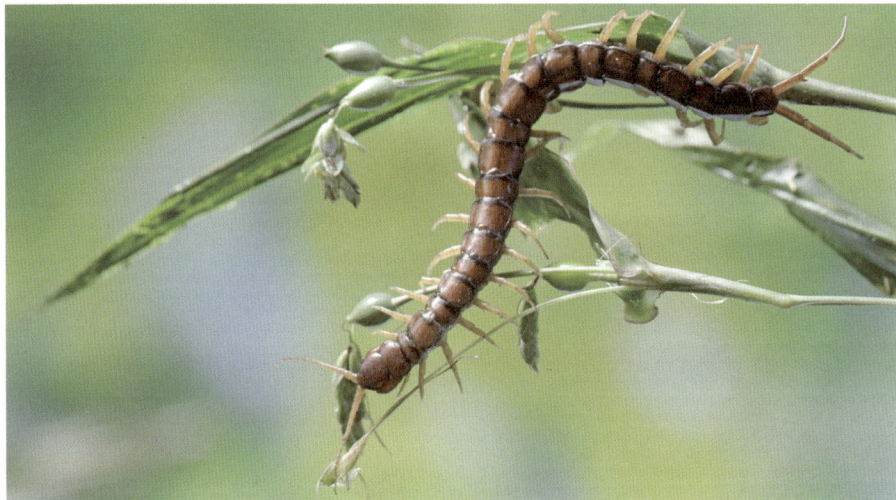

在户外，蜈蚣是十分常见的毒虫   图片拍摄：Adobe Stock

通常情况下，成年人被蜈蚣咬后，会有疼痛、发麻、肿胀、发抖等症状，一般都不致命。不过对儿童和有过敏反应的人来说，蜈蚣毒素还挺危险的，被咬了建议就近就医。

清洗伤口： 先用清水或肥皂水清洗伤口。

适当冰敷：冰敷可以减轻局部的肿胀及疼痛，几天后疼痛消失即痊愈。

涂抹药剂：可以涂抹些消炎药。民间还有用雄黄、桑叶、蒲公英、鱼腥草进行涂抹的土方子。

就医治疗：如果症状加剧，最好咬伤后的两小时内前往医院接受专业治疗。

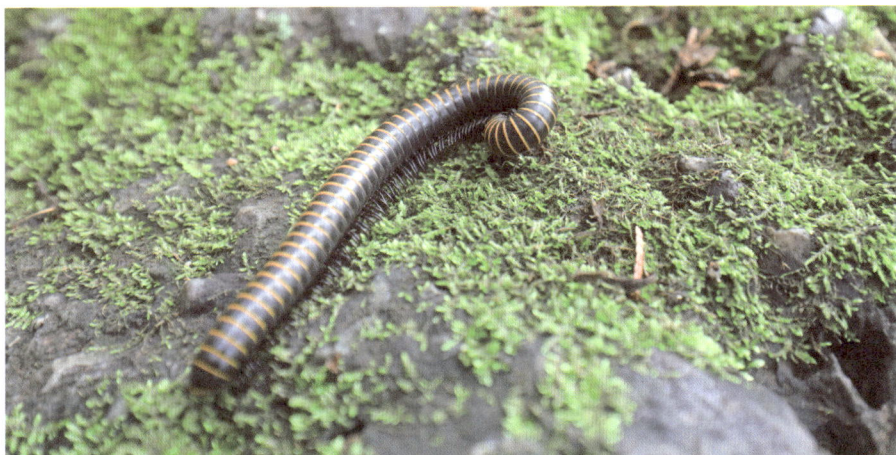

有时我们看到的可能是比蜈蚣脚更多，体形较小、没有毒爪的"千足虫"马陆

图片拍摄：图虫创意

如何预防蜈蚣咬伤？

合适穿着：还是前面提到的浅色长袖长裤。尽量穿中高筒袜子和鞋子，不要穿凉鞋拖鞋去踩蜈蚣，以免脚被咬伤。如果蜈蚣爬到了衣服上，也不要用手直接拿掉它，可以借助物件或滋水吓跑它。

随手关帐篷：蜈蚣是夜行性动物。在户外露营时，尤其是晚上出去吃饭、上厕所、唠嗑时，记得拉好帐篷。

喷洒驱虫剂：可以携带并使用含有DEET（避蚊胺）或类似成分的驱虫剂。菖蒲、艾草对防蜈蚣也有一定作用。

保存好食物：露营时，将吃剩的食物储存在密封容器内，避免引来蜈蚣。一些个人物品除了放在帐篷里，也可放在离地面有一定高度的地方，比如挂在树上或放在桌上。

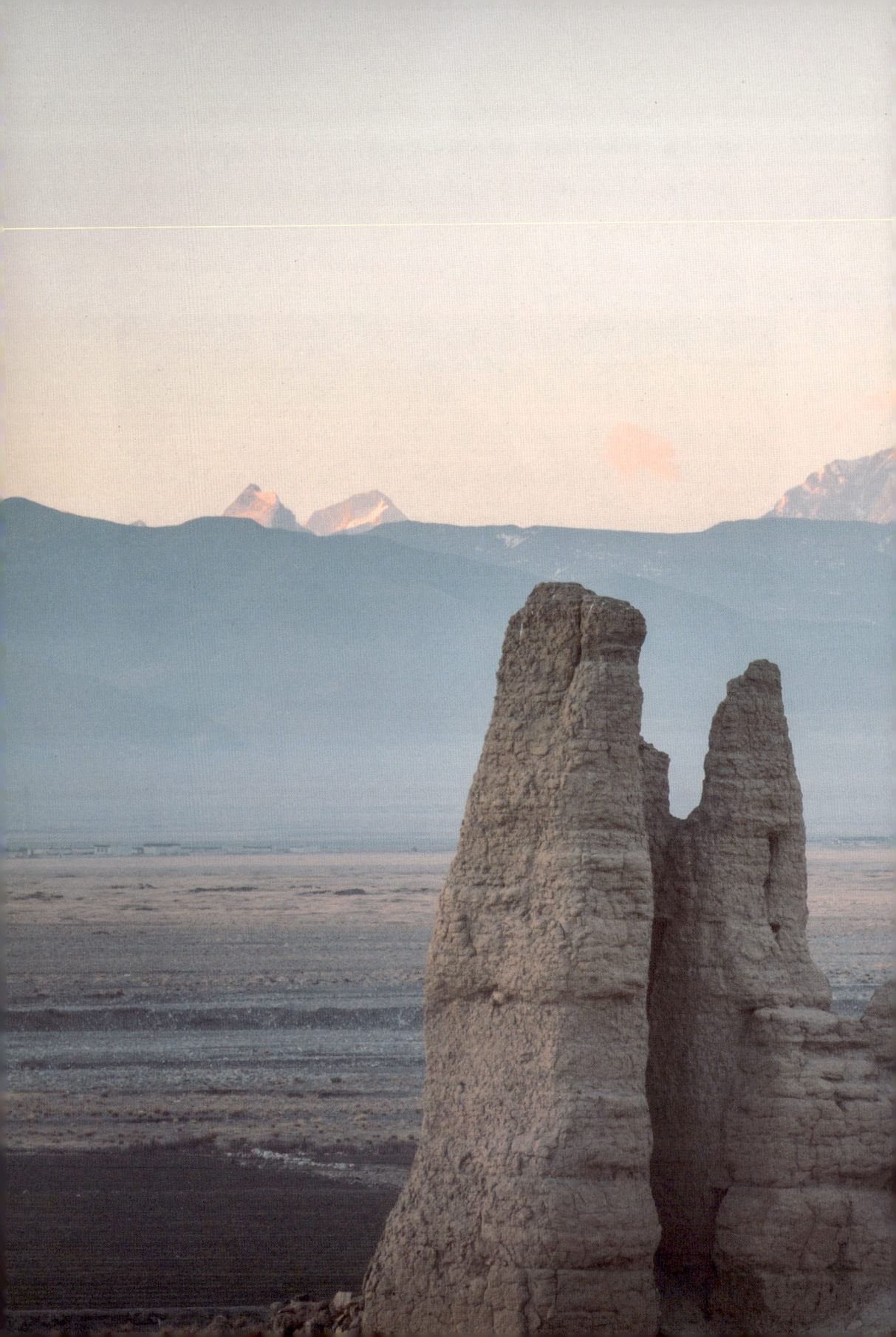

第四章

徒步基础知识

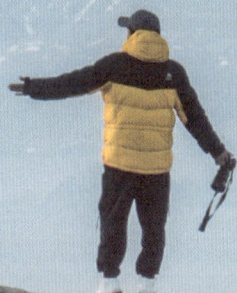

徒步是一种新奇、轻松、充满趣味性的旅行方式，没有什么比融入大自然的静谧与风光之中，得以重新建立内心的平衡更好的事情了。但是，我们也花了一个章节的篇幅来讲户外存在哪些风险，这无异于敲响了警钟，告诉大家户外虽美，但也需谨慎对待，在出行前充分认知潜在的风险并制订科学的出行计划，可以帮助我们降低风险，享受一次安全、愉快的徒步旅行。

在你准备出发前，或许要花些时间来问自己这些问题：

这是一条怎样的路，地形平坦还是崎岖？

需要露营还是住客栈？

天气状况如何，雨季、风雪，还是晴天？应该穿哪些衣服？

海拔高吗？是否有高原适应性问题？自己是否曾因高原病而下撤？

每天徒步距离是多少？海拔爬升多少？

线路上有哪些风险？我有足够的知识和经验积累来应对吗？

线路上如果发生事故，是否有人提供救援或是否可以及时下撤？

……

去户外徒步，可能很多时候是因为一张美图的吸引或者一时兴起，但是，在选择目的地时，请根据个人健康状况、体能素质、目的地海拔、长度、爬升、季节、风险因素等进行综合判断后做出选择。

如果对线路信息心存疑虑，或许可以考虑下次准备好再出发。或许有人会说："我选择了商业徒步队伍，他们会安排。"商业队伍固然可以提供更多安全保障和后勤服务，但了解线路基本情况，紧急情况下有相应知识和经验储备，可以帮助我们更加从容地参与户外活动，避免因过度依赖团队而陷入被动、盲目和惊慌中。行前规划可遵循以下流程。

第一步 研究目的地情况

了解线路路况、环境、地形地势、季节气候特征、沿途物资保障情况等基础信息，可通过查看地图、阅读网络上其他徒步爱好者的分享获取，对于国外线路，可参考步道管理机构发布的权威信息。

第二步　核实活动合法性

需要核查在该目的地进行徒步活动是否合法，是否涉及非法穿越自然保护区核心区域，是否需要办理徒步许可、购买门票或申请特殊资质，露营场所是否有管理规定和具体要求，是否需要提前预约场地或服务，是否能携带火种。

第三步　制订出行计划

通过对目的地的研究，我们会了解完成这趟行程需要多长时间，需要怎样的体能储备、装备准备，面临哪些风险，便可制订出行计划，包括但不限于：出行时间、准备资金、许可证办理、露营地预订、装备准备、行前体能锻炼、约同伴组队出行或参加商业团队行程、应急及意外状况的处理备选方案、往返徒步起始点的交通工具预订。

第四步　注意事项

提前获取线路地图及聘请向导，切勿在不认识路、没有熟悉线路的向导陪同情况下选择一条全新线路徒步，无论长线还是短线，请一定告知家人朋友自己的去向和计划归来的时间，如果超时未能获得联系，便于他们采取救援措施。

行前准备

身体准备

身体准备包括健康程度和体能素质两个部分。徒步旅行对身体条件有一定要求，尽管不以体重、年龄作为衡量，但良好的健康状态是必要基础。

健康状况评估（以"徒步帮"线路为例）

三星及以下路线，队员需确保身体健康，有规律运动习惯更佳。传染性疾病、心脑血管疾病、严重呼吸系统疾病、精神病，患有严重贫血者、大中型手术恢复期患者、行动不便者、孕妇等特殊人群，出行前需咨询医生获取相关建议。

四星及以上路线，尤其是高海拔路线，还需参考队员过往在高原地区旅行或户外活动时的高原适应性，有脑水肿、肺水肿病史的需咨询医生后确认。

如何训练体能

出行前 3 个月开始，建议大家保持有规律的生活；保证每天的睡眠时间，不要过度、频繁熬夜；戒烟戒酒；适当进行运动，激活身体技能。体能是否合适，大概就需要大家在出行前自问一句"我是否能走这条路线"。虽然现在后勤保障越发完善，但路还是要自己走，在出行前做好自我评估，可以让行程进行得更加顺利。诚实讲，如果你想有更好的户外运动表现，建议在出行前保持训练，好的体能也将带来更轻松的出行体验。

提高有氧运动能力，需要注意的是，让运动适应你的身体，而不是强行让身体陷入过度疲惫，甚至可能造成运动损伤。

跑步、骑行、游泳，周末在城市内步道徒步等有氧运动，都对你的心脑血管健康有益，帮助调动身体的协调性和耐力。

对下肢进行力量训练，例如负重爬楼梯、深蹲，加强腿部力量，对坡道路段以及保持脚腕稳定会更有帮助。

做俯卧撑或弓步步行，增强核心力量，有助于我们在山路上保持平衡。

心理准备

如果你询问户外领队最害怕什么样的队员，得到的回答大概率是"胆子特别人的"。

这种胆大并不是说敢参加徒步路线，而是有些队员会因为"略懂"而冒进，或因"不懂"而无畏，无视自然风险或领队提醒一意孤行。近年来的数十起户外事故无一不在提醒我们，户外有风险，出行需谨慎。无论是徒步新手还是经验丰富的"老驴"，都应当正视户外风险，做好自己的第一责任人。

行程中有任何问题及时和领队、同伴沟通，寻求帮助，同时也应端正心态，牢记这是自己选择的路线，有些苦是"自找的"，不要因为山野环境和城市生活的落差给队伍带来负面情绪。

知识准备

知识准备可以划分为三个部分：第一是对线路信息的了解，包括出行季节、天气、路况等基础要素；第二是装备知识，包括需要准备哪些物资以应对线路需求；第三是安全知识，了解户外风险及基本的应对措施，避免事故发生时慌乱出错。

装备准备

不同路线，甚至同一路线在不同环境、不同季节，对徒步者的装备要求都会有所不同。总体来说，好的身体状态将决定你可以走多久，而合适的装备将提升你的户外体验。品牌纷杂，但需重点关注的只有两个点：性能达标和场景适用。

行前装备的整理是灵活的，需要根据出行目的地的环境、季节做出调整和选择。例如，七八月的云南梅里北坡徒步，睡袋建议充绒量是 800 克，到了 10 月份，就建议带充绒量 1000 克及以上的睡袋。听起来好像要购买不少装备，但其实只需在"三层穿衣法"的基础上选购符合每层需求的功能产品，灵活穿搭即可，循环使用，不需要购买那么多。

需要注意的是，"三层穿衣法"是关于户外着装的逻辑而非铁律，而"三层"也并非指"三件衣服"，而是让符合各个层面功能的衣物根据具体环境适时叠加，为身体提供保护。例如，新疆的白天气温高，只穿速干裤、速干T恤即可，随身携带冲锋衣、保暖衣物备用。

有备无患是户外徒步旅行时装备准备的关键词，而大自然的天气变化会很直观地告诉你此刻应该穿着什么衣物，这是人类本能。

常用药品

个人急救箱的准备也是十分必要的装备准备环节，请确保自己知道如何使用这些药品，为突发事故做好准备。

户外徒步过程中更常见的是擦伤、扭伤、割伤，应重点准备此类药物，并根据个人身体状况及医生建议，携带个人所需的感冒药、肠胃药等药品。

常用药品清单

各种尺寸的创可贴	蝴蝶绷带
各种尺寸的纱布垫或纱布卷	抗菌霜和软膏
无菌湿巾和冲洗液	镇痛和抗炎药
氢化可的松乳膏	镊子、剪刀、安全别针和刀
晒伤缓解喷雾	止泻药
抗组胺药治疗过敏反应	眼药水
三联抗生素软膏	鼹鼠皮
消毒洗手液	管道胶带
强力胶	芦荟霜／晒后修复霜／防晒霜
处方药	急救毯

特别注意：建议所有人在出行前，准备一张属于自己的紧急联络卡，上面记录自己的药物过敏信息、紧急联系人信息，便于及时沟通和采取行动。尤其需要注意的是，每次出行前请根据自己即将出行目的地的具体天数和场

景对药包进行个性化调整。例如，去高原地区，可以准备乙酰唑胺及更多数量的葡萄糖，去炎热地区可以准备更多电解质粉末及补盐液……可将以上物资整理为药物包，放在背包容易拿取的位置。出行前需要对药物的保质期进行检查，而如果你不知道怎么使用这些东西，就不要带了，用错比不用更可怕!

户外食品

户外食品的热量来源

水、碳水化合物（糖类）、矿物质、蛋白质、脂肪及维生素是人体所需的六大营养物质。在户外徒步中，我们获取的能量主要来自三种物质：碳水化合物（糖类）、脂肪、蛋白质。

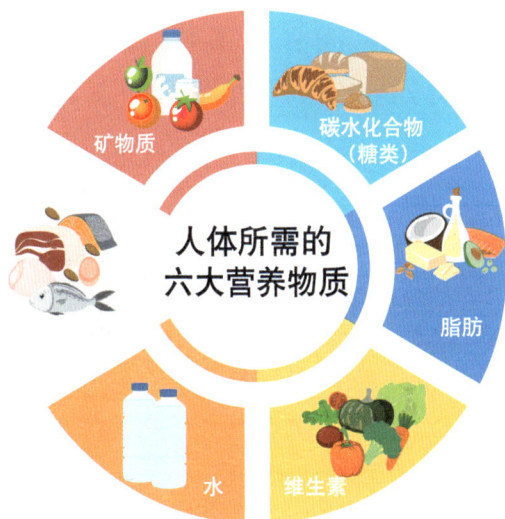

人体所需的六大营养物质

碳水化合物（糖类）

对徒步者来说，碳水化合物当数户外食物第一名。在长线重装徒步中，可占户外食谱的 60%—70%。碳水化合物可简单也可复杂。简单的碳水化合物是各种糖（水果中的果糖、浓缩自然糖分的干果、蜂蜜等），复杂碳水化合物是淀粉（全麦面包或三明治、燕麦棒或谷物棒、轻便土豆制品、米饭、面条、压缩饼干等）。

脂肪

脂肪释放能量较慢，通常会在人体中存储下来，在需要时会被调用。在寒冷环境中，脂肪能起到重要作用。建议避免白天摄入大量脂肪，晚上吃点儿好的，让夜间慢慢释放能量温暖你的身体。奶制品、肉类、坚果、鸡蛋等均是脂肪来源。

蛋白质

蛋白质可以促进肌肉和身体组织的增长。建议每餐都摄入一定量的蛋白质。常见富含蛋白质的食物有牛肉干、鱼肉干、鸡蛋、牛奶等。

最后，关于维生素和矿物质，可通过新鲜水果、蔬菜棒或维生素片来补充。

户外食品的采购原则

安全性

确保食物都是新鲜的。食用前记得查看保质期，鲜食要确认有无变质。

高能量

把补充能量放在第一位。户外运动消耗大，城市里避之不及的高热量、高碳水，在山里都是帮助我们迅速转化成能量、补充体力的宝贝。

营养可口

在保证充足能量的前提下，选择适合自己口味的食物，就是自己平时习惯且爱吃的。尤其在长线徒步中，一定要带好吃的！好吃的！好吃的！

轻量化

可以带些干的，不含水分的冻干食品，或者包装轻薄体积小，能直接吃或煮的食品。在分装食物时做好密封，以免食物气息吸引野生动物，造成安全隐患。

环保性

可去除食物包装袋，少带罐装食品，尽量减少垃圾产生，自带餐具。食用完后记得处理食物残渣，带走产生的废弃物，不要污染大自然。

户外食品的分类及配比

三类户外餐食

正餐：以碳水化合物为主的主食，最易转化为热量。

路餐：顾名思义，是在白天户外途中简单补给，快速补充能量的食物，减缓饥饿感；有体积小、方便拿取、随时补给的特点。

预备粮：提供紧急情况的应急补给，以保证生命安全。一天可多带一餐，多天也可多带一天的食物，按天打包分开，如压缩饼干、能量棒等。

户外食品科学配备原则：早餐（30%）、午餐（30%）、晚餐（40%）

早餐：营养均衡，快速制作，清淡不油腻，可准备麦片、面包、饼干、鸡蛋、土豆泥等，再搭配上些热饮、热粥暖身提神，效果更佳。

午餐：利于消化的行军餐，少量多餐八分饱。在徒步中，通常留给午餐的时间并不多，建议少些汤汤水水，带点儿自己喜欢的硬货干货。比如牛肉干、面包、蛋糕、饼干、坚果、巧克力等。

晚餐：面面俱到，营养可口。徒步露营中，晚上的时间一般比较充裕，大家可以一起生火做饭，户外畅聊。这时候可以拿出准备的主食、肉类、蔬菜水果、热汤等，相互分享。

如何准备户外食品

户外出行前，请制订出行计划，明确出行周期、行程长度、天气状况，再结合活动强度、身高体重、背包重量，明确需要携带的食物和饮料数量，确认打包方式。我们根据实践经验，将户外食品准备分为下面两种情况：一是有后勤团队，只需准备路餐；二是无后勤团队，需自己准备三餐。

有后勤团队，只需准备路餐

一般来说，跟随商业队伍出行，是有专门的后勤团队提供早、晚两顿营地餐，我们只需要准备随身所需的路餐即可。一般来说，路餐建议准备糖果、果干、饼干、面包、坚果及坚果棒、能量条等碳水化合物。

户外途中受身体或环境影响，本身就可能胃口较差，路餐选购时更关键的反而是"你采购的路餐一定要是自己喜欢的、吃得下的"。举个例子，如果你本身就不喜欢巧克力，到了山上却硬逼着自己吃下去，那可太痛苦了。本身我们早晚也有营地餐可以补充营养，路餐选择喜欢的小零食就好，也无须太计较热量。

无后勤团队，需自己安排三餐

• 一日往返

在天气允许的情况下，可以打包三明治、汉堡、包子等主食，也可带上相对较轻且不需要冷藏的新鲜水果，例如苹果、香蕉等。

• 多日徒步露营

此处我们不考虑和同伴分享食物的情况，仅讨论针对个人的食物储备。不同路况、身体素质、背包重装的情况下，每个人，甚至同一个人在不同线路情况下热量摄入需求都会有所不同，但一般规则是每人每天需摄入2500—4500千卡的热量。多日徒步露营过程中，选择的食物应该尽量轻便好携带，可考虑以下因素：

带自己喜欢吃的：平时喜欢吃，户外才能吃得下。长线徒步过程中因为疲惫或海拔等原因，可能会出现食欲不振的情况，此时再强迫自己吃"热量满足但口味不合适"的食物，会失去户外的幸福感；突然尝试新口味，也可能刺激肠胃造成不适。

口味不重样：口味上酸甜咸辣都可以准备，保持口味的多样性。同时，确保碳水化合物、蛋白质、脂肪等营养物质都要有。

带些新鲜食物：水果、新鲜蔬菜，虽然重量较重，但口感更加丰富。

带冷冻干燥、脱水的食物：在准备食物时，尽量在出行前规划好餐食次数及每一顿的食物清单，把容易腐烂的食物留在前几天尽快食用，也可以根据可能的线路状况、疲劳程度，提前预判自己是否还有余力在晚上到达营地后做一顿复杂的餐食。另一个需要注意的事情是，确保携带了足够的燃料用于野炊。

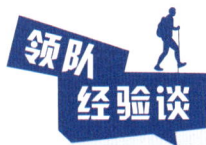

领队经验谈

常见户外食物清单（具体可根据自己的选择搭配）

坚果、坚果棒、坚果及果干的混合物、能量棒，随吃随取。

不需要冷藏的新鲜完整水果，例如苹果、香蕉、耐储存的牛肉干等。

面食：意面、面条、米粉、即食麦片。

粉末状汤粉及风味饮料。

脱水食品：果干、蔬菜干，甚至自己处理的脱水米饭。袋装速食米饭是高热量的户外选择。

如果携带新鲜肉类，注意尽快食用，进山前做抽真空打包处理。

选择户外食品的注意事项

• 尽量不选即热米饭、自嗨锅

自重大、准备耗时、吃完汤水油腻，垃圾处理困难，不环保。在高原地区受海拔影响，食物更难熟透，容易夹生。

• 少油炸辛辣，少饮酒

刺激性太强的食物会在徒步中加重肠胃负担，可能会引起腹泻等不适症状；而饮酒会让人心率加快、嗜睡、注意力下降，容易增加徒步风险。

• 注意食品安全

食用前，看好保质期。食用时，注意饭前洗手，防范病毒造成的腹泻。生熟食物分开，并确保食物煮熟了再食用。

• 去掉不必要的包装

出行前，提前去掉任何不必要的食品包装，自封袋是个很好的食物储存容器，尽量避免携带非一次性密封盒来携带食物，它们太占地方了。

• 准备备用食品

根据户外出行"四三三"原则，我们需要额外准备备用食物和饮用水，但也不要过多，避免背包重量失控。

户外饮水

水作为生命之源，约占人体体重的 60%—70%，不仅是人体体液的重要组成成分，更是户外运动中维持生理机能的核心要素。在没有食物的情况下，人一般可以坚持 7 天；而如果一直不饮水，人通常只能坚持 3 天到 4 天。尽管奥地利人安德烈亚斯·米哈维奇创下 18 天不喝水的吉尼斯世界纪录，但这属于极端特例，无法作为日常参考。

如何科学饮水

水的选择：清水 + 功能饮料

清水指白开水、纯净水、矿泉水，作为日常饮水的基础选择。

功能饮料包括运动饮料、能量饮料、营养素饮料及葡萄糖制剂。

运动饮料含有糖分（如葡萄糖）和电解质（钠、钾等），可以帮助运动者快速补充流失的水分和矿物质。常见的有宝矿力、佳得乐、尖叫等。

能量饮料通常含咖啡因和其他刺激物（如牛磺酸、B 族维生素），适合需要短时间内提高注意力和体能的情况。例如红牛、东鹏特饮、战马等。

营养素饮料除补水作用外，还添加了多种维生素、矿物质或其他营养成分，可满足一定的营养需求。例如脉动、维他命水等。

葡萄糖泡腾片或固体饮料等形式的饮料便于携带，可快速溶于水中，提供快速的能量补充。

需要注意的是，功能饮料并不能完全代替清水，适当饮用即可。保持良好的水分平衡，注意个人体质和咖啡因过敏情况，健康安全户外。

评估自己带多少水

户外运动中需要携带多少水、喝多少水，要根据当日气候、线路运动强度、个人饮水习惯等来决定。例如，天气湿热的沿海地区和空气干燥、稀薄的高原地区，每小时所需的饮用水量会不一样；平地缓坡和陡坡上行时所需的饮用水量也会不一样，而同样气候、线路情况下，不同体质的人对于饮用水的需求也会有差别。

建议大家在实践中不断调整，有备无患，一般每天饮水量建议 2—5 升。水也是负重，但不要因为负重嫌累而依赖他人。

户外饮水原则

• 主动喝水

喝水一定要主动，不要等渴了再去喝。口渴已经是身体开始脱水的征兆了。

• 多喝热水

在高海拔地区，多喝热水有助于保持体温及促进排尿，帮助身体更好地适应海拔，保障血液循环，也避免干燥上火。

• "少量多次"原则

户外饮水少量多次，建议每隔半小时到一小时喝一次水，每次 100—200 毫升。如果天气炎热出汗、饮水较多，建议添加含电解质和钠的功能饮料。

• "四三三"原则

在户外环境下，"四三三"原则是指在体能、食物和水等方面，按照上山（40%）、下山（30%）和备用（30%）的比例来分配。所以，除了正常喝水量外，我们通常还需另备 1 升（沙漠地区可能需要 2 升）应急饮水。

脱水的原因及预防

当人体消耗或失去的水分多于摄入的水分时，导致体液量不足以维持正常的生理功能，就会出现脱水。在炎热潮湿天气下从事体力劳动、剧烈运动、疾病引发发烧呕吐腹泻等，都是脱水的诱因。

脱水的常见症状

脱水后，处在户外环境中的人更易引发高原疾病、低温症、中暑，轻则影响体验，重则危及生命。脱水一般可分为三个阶段，由轻到重依次如下。

- **轻度脱水**

感到口渴，尿液颜色变深（这是因为肾脏试图保留更多的水分），血液变稠，心率升高，轻度疲劳。在这一阶段，及时补充适量的水分和电解质，症状通常能够较快得到缓解。

- **中度脱水**

除了轻度脱水的症状，中度脱水还可能出现头晕、心跳加速、血压下降、皮肤弹性下降（可以通过轻轻捏起手臂内侧的皮肤来测试，正常情况下应该迅速恢复平坦）。这一阶段一定要尽快补充液体，有需要也可进行医疗干预，以免情况恶化。

- **重度脱水**

器官损伤，身体无法维持正常血压，有极度口渴、极度疲倦或无力、意识模糊甚至昏迷等症状必须立即进行医疗干预。

如何科学预防脱水？

- **关注户外环境**

在炎热天气下，及时补充水分，帮助降低体温并补充因出汗而流失的水分。在一些高海拔的寒冷地区，也应多喝水，以补充空气干燥导致的水分流失。

- **分阶段合理补水**

一般来说，可在运动前 1 小时内补充 500 毫升水分，如果在炎热的夏季，运动前 2 小时可补充 750—1000 毫升水，也可适当补充含电解质的运动饮料。在运动过程中，可以每隔 15—20 分钟少量多次饮水。早上出发前，晚上到营地后，都建议喝至少 500 毫升水，为身体积蓄水分。根据实践经验，建议大家准备两个水杯：一个保温杯，一个非保温杯，非保温杯带一个大点的，徒步期间带 2 升以上饮用水。

- **及时补充盐分**

适当补充葡萄糖和含有电解质的运动饮料。需要注意的是，我们的身体也有自我纠正和调节功能，补充运动饮料也要适当。

- **合理穿衣**

善用户外"三层穿衣法"，根据环境变化合理换衣。尤其在炎热天气下，尽量穿着轻便透气的衣服，避免在一天中最热的时段外出活动。

- **监测自身状况**

在徒步过程中，如果出现头晕、乏力、皮肤弹性变差等症状，可能是轻度脱水早期症状，建议及时补水并休息；如果上厕所观察到尿液呈深黄色，那么也说明该补水了。

户外取水和消毒

烧开煮沸

烧开煮沸是最有效也是最简单的净化方法，一般晚上露营煮饭时常用。在偏远地区徒步过程中，不是路过的所有水源都是可安全饮用的，我们用容器将水煮沸烧开，并维持 1 分钟，即可杀死水中大部分的细菌与病毒。

需要注意的是，由于沸点会随海拔升高而降低。通常海拔升高 1000 米，水的沸点温度会降低 3℃左右。所以在高海拔地区，建议延长水煮沸时间，以充分杀死水中的细菌。

但煮沸无法去除水中的杂质，消耗燃料多，需要等水冷却后才能装瓶。

物理过滤

市场上可购买的物理滤水器主要有瓶装式、重力式、泵式三种。具体包括重力过滤器、滤水泵、滤水软袋（由于轻便，是很多重装露营人的首选）、滤水棒等，可以去除水中的杂质。这些装备一般是通过孔径尺寸来拦截大于该孔径的病原体，建议选择孔径在 0.4 微米以下的过滤器。

化学消毒

二氧化氯（氯片）消毒是最为大家熟知的消毒方式。这种方式的优点是便携，可以有效消灭细菌和病毒。但缺点是处理后的水里常会残留化学用品异味，且需等待一定时间才能饮用。

紫外线处理

便携式紫外线净化器，无异味残留，无须像过滤器一样更换耗材，只需插入水中并搅拌直到灯熄灭，是相对轻便、易于使用、维护成本较低、可重复使用的便携式消毒设备。缺点是需要充电或配备电池，而且价格比较昂贵。

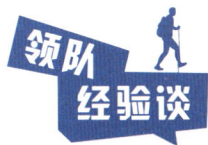

领队经验谈

即使携带了消毒设备，在条件允许的情况下，也要尽量避免肉眼可见被污染了的水源，例如有动物粪便、藻类丰富、人或动物足迹穿过，或者沉寂不动的死水。尽可能从远离岸边的区域取水，虽然这并不是一件十分容易的事。

山野行进

热身准备

在徒步前进行热身，激活身体的肌腱、韧带和肌肉，为接下来的运动做好准备。因为我们在徒步登山前置身荒野，所以通常选择无须器具辅助的自重力拉伸动作。

户外运动前优先选择动态拉伸，通过模仿运动动作（如高抬腿、摆臂、弓步行走等），让肌肉和关节在活动范围内逐渐伸展，同时提高心率、血流量和体温。可激活肌肉和神经系统，提升肌肉弹性、协调性和反应速度，帮助身体适应即将进行的运动。通过模拟运动中的动作模式，减少因突然发力或动作幅度过大导致的拉伤。尤其适合跑步、骑行、球类等需要快速发力的户外运动。

静态拉伸是指保持一个姿势静止拉伸（如压腿、体前屈），持续 15—30 秒，主要用于提高柔韧性。研究表明，运动前长时间静态拉伸可能暂时削弱肌肉的收缩能力，影响爆发力。静态拉伸无法有效提高心率和肌肉温度，可能让身体处于"放松"状态，而非"准备运动"状态。静态拉伸更适合运动后，运动后肌肉温度较高，静态拉伸能帮助放松肌肉、缓解紧张、改善柔韧性，并促进恢复。

户外运动前的热身建议

轻度有氧活动：先进行 5—10 分钟慢跑、快走或跳绳，提高心率和体温。

动态拉伸：针对主要运动肌群进行动态拉伸（如高抬腿、侧弓步、手臂绕环等），持续 5—10 分钟。

专项动作激活：根据运动类型加入特定动作（如短跑前做加速跑，登山前做深蹲跳跃）。

领队经验谈

总结一下：

运动前：动态拉伸，激活身体，预防损伤，提升表现。
运动后：静态拉伸，放松肌肉，促进恢复，提高柔韧性。

特别注意：

如果某项运动对柔韧性要求极高（如瑜伽、武术），可在动态热身后结合少量静态拉伸，但避免过度拉伸冷肌肉。

行走的速度与节奏

徒步是一项耐力运动，需要稳定且持久地行进，而不是按自己的体能上限短暂爆发，你需要在持续的行走中找到属于自己的节奏，然后保持稳步前进。开始徒步后，身体会逐渐调整为运动状态，这时不要过于在意队友的速度快慢，也不要出于面子追赶队友的速度，在不掉队的情况下，通过调整找到一个不会让身体过热或需要大口喘气的专属配速并维持下去，让身体在舒适的状态下稳步前进。

为了找到节奏需要做的事情

关注你的心率和呼吸频率：避免呼吸急促或心率进入红色区域，并经常进行短暂的休息。

关注你的身体状态：如果大量流汗、疲劳乏力，可能就意味着走得过快，超出体能范围，适时休息或调整行进速度。

专注于眼前的线路：走路时全脚底接触地面，将压力均匀分布在双脚上。

适当使用登山杖：帮助身体保持平衡以及提供前进的助力。

合适的速度：在制订队伍的行进速度时，应充分考虑到速度慢的人，避免队尾落单。

推荐一种找到节奏的方法

选择一个相对缓慢的速度开始徒步，以此配速步行 5 分钟。

5 分钟后，停下来观察自己的呼吸和心率，以及出汗量，如果都正常，可稍微加快步伐再次步行 5 分钟。

5 分钟后，再次观察自己的呼吸、心率、出汗量，如果正常，可以稍微加快步伐，如果呼吸困难，请放慢速度重新开始。

重复这个操作，直到找到一个不会让心率、呼吸、出汗量增加，但可以保持持续行进的速度。

以这个速度徒步 1 小时并记录徒步距离，这就是你每小时的配速。

领队
经验谈

徒步过程中最累的时刻可能并不是翻越垭口，而是出发徒步的第一个小时。这是因为此时身体还没预热，肌肉紧绷，前一天的疲劳尚未完全消退。建议大家保持耐心慢慢走，让身体逐步适应，不要急于求成。

不要着急，找节奏这件事可能需要很长的一段时间，可能是多次户外出行的经验积累。就算你找到了适合自己的节奏，也可能随着线路环境、身体状况的变化而变化。

减轻负重。在出行前最大限度精简随身背包，毕竟老话说得好："肩上重一磅，脚下重五磅。"

保持队伍顺序

人员分工

通常户外团队活动中都配有多名领队。队首由 1 人作为前队开路，队尾由 1 人负责收队，另有领队穿插在队伍中间保持合适的呼应距离。所有队员最快不能超过前队，最慢不要落后于收队。

• 前队

一般为熟悉路况和环境且能力较强的人担任，负责前方带路和探路，并控制好整体速度及预判风险点。

• 收队

通常是经验比较丰富的人，因为他要按照整个团队的行走节奏来协调自己的节奏，照顾比较弱的队员。收队应观察团队成员身体状态，确保无人脱队。

• 领队

领队是全队的核心和灵魂，需要在队伍的中间或前后移动，把控队伍整体节奏、保证团队安全和营造积极氛围。一支队伍的好坏、有无纪律、活动的完成度，与领队的统筹能力密切相关，其核心职责在于带领全体成员完成一次安全、愉快、成功的户外活动。当领队没有一个简单的公式可循，不过有以下几个指导原则：其一，领队不能以自我为中心，应为整个队伍着想；其二，关心和鼓励每位队员，帮助他们克服困难；其三，调动每个人的积极性，增强团队的凝聚力；其四，领队总在队员需要的时候和地方出现。

领队、前队、收队要经常保持联系。有信号的线路可用手机保持联系，没有信号的线路要携带对讲机保持联系。无论谁先发现队伍中的问题，都要及时告诉其他人。

队形

团体活动中，每位成员的步行速度、休息时间、用餐时间可能都不一样，有人想一路观察植物，有人想赶快爬上山顶悠闲地欣赏风景，也有人想尽早赶到营地躺在帐篷中休息。若要求全员迁就最慢的人，对其他人显然是不合理的，但若放任队员自由行进，则可能导致队伍零散，甚至人员走失。理想的行进状态是每个队员都能按照自己的节奏走，但又能保持一定的队形。通常的做法是根据队伍规模和领队协作力量把队员分成快、慢两组或快、中、慢三组，每组配置一个领队或协作人员，各组可以分开行走，但组内人员必须一起行动，各小组之间保持联系，定时清点与核对人数。如果中途需要调整小组人员，比如有队员想到更快的组，或有人想到更慢的组，可以在中途午餐或长休息的时候调整。

行进纪律与安全要点

遵守纪律，保持队形：在行走中，不超过前队，不在收队之后，不单独行动，不抱怨队友。

不要单独行动：独自行动迷路、失温、滑坠风险大大增加，遵守户外出行"四人结伴同行"原则，至少也要两人同行。

集中注意力：走路时注意脚下，做到拍照不走路，走路不拍照。

徒步中的科学休息

在户外徒步中，适当休息是非常有必要的。但你是否也曾在终于盼来休息时，却震惊地听到领队说"别休息太久"？没错！徒步中休息也是有技巧的，并非休息时间越长越好。在艰难爬坡之后，心脏剧烈跳动，身体也在持续发热。如果这时突然坐下来长时间休息，身体会因运动状态的骤然变化而失衡，引发肌肉酸痛或患风寒感冒。

休息地点选择原则

• 安全选址

远离坡道、悬崖、落石，选择平坦、避风的位置；远离有蜂窝、毒蛇和野生动物出没标识的区域。

• 践行环保

选择更耐用的砂石路休息，而不是坐在草地或花丛中；休息结束后，请将产生的全部垃圾带走。

• 风景与舒适度

可以选择适当遮蔽的地方，比如大树下或者天然形成的避风处，避开强光强风。同时，为了更好地观景，湖边、山顶作为休息点也是不错的选择。

休息方式

• 每走 40—60 分钟进行 5—10 分钟的小休息（根据天气、团队情况实际调整）

可以以站立为主，调节呼吸节奏，适当补水补能。小休息的时间不宜太久，一般不超过 20 分钟为佳。

• 1 小时的大休息

通常是配合用餐的时间，一般在中午吃路餐的时候，此时可以卸下背包以减轻肩膀的负担，尽可能让身体充分放松下来，补水补能。

休息时该做什么？

• 补水补能

这时候就是享用路餐的时候啦！及时喝水或运动饮料，吃点儿高热量食物、水果等补充能量。如果休息时间较长，选择避风处并及时穿上保暖衣物。

• 放松身体

伸展放松肌肉，可做一些腿部、手臂、背部的简单拉伸动作；检查身体状况，比如脚上有无起水疱，膝盖有没有出现疼痛等；检查必要装备是否在位和完好无损，比如鞋带是否松动、雨衣是否在位等。

• 观察环境

休息时尽量放松身心，利用这个机会欣赏周围的自然风光，呼吸新鲜空气；和队友分享行进感受等。

• 带走垃圾

路餐后打包好垃圾带走，遵守"无痕山林"准则。

常见地形的行走技术

上坡

上坡对大多数人来说都不是件容易的事情，不光考验徒步者的体力和技术，对徒步者的毅力与耐心也是不小的考验，需通过系统化策略实现效率和安全的平衡。

• 控制呼吸节奏

保持稳定的呼吸节奏对于长时间爬坡来说十分重要。在上坡过程中，结合自己身体情况，采用节律性呼吸法，例如"两步一吸，两步一呼"，在高海拔地区，一定要放慢脚步，可调整为"一步一吸，一步一呼"。通过默念节奏或在心里计数来辅助呼吸。不要盲目攀比速度，找到自己的行进节奏。做龟兔赛跑里慢慢前进但最后取胜的小乌龟也很好。

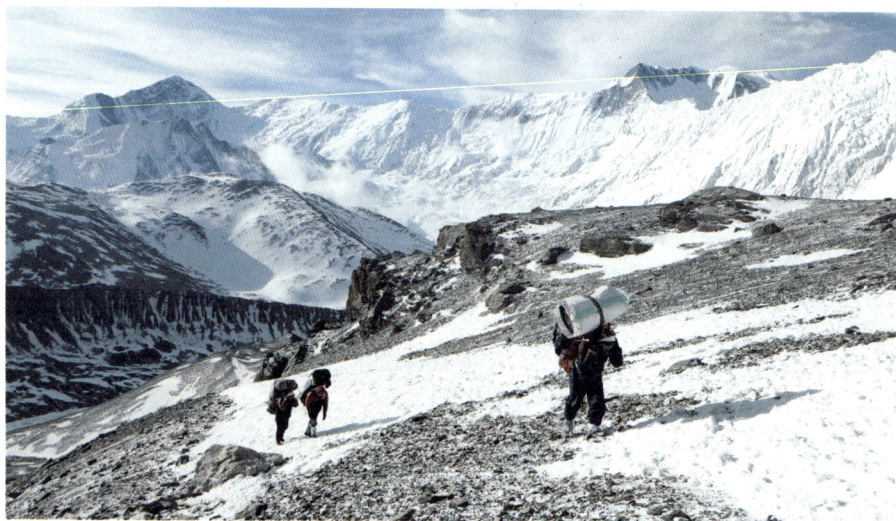

尼泊尔 ACT 大环线上坡途中   图片拍摄：小二多吉

• 行走技巧

外八字小步伐：坡度越陡，步伐越小。当坡度较陡时，可以让前脚掌略开呈外八字方式前进，避免直走时的小腿肌肉紧绷。上坡时使用小步伐，前进迈出的一步尽量不超过一脚的长度。

背部挺直转移重心：上坡时挺直背部，脚踝处稍微向前倾斜，尽量保持头部、腰部、后脚踝在同一条直线上。在迈出一步后，重心要转移到前进的那只脚上，接下来再跨出下一步，交替行进来移动重心，保持背部挺直。

"之"字形行进：爬陡坡时，请勿一时意气用事选择直直地爬上去，一方面是线路稳定性不够，存在较大安全隐患；另一方面，用"之"字形爬升会比直上更加节省体能。

借助登山杖：如果山路特别陡峭，可以将两支登山杖牢牢地扎进地面固定，让手臂和登山杖帮助你的双腿往前往上，减少腿部发力。

• 适当休息

爬坡时难免会感到疲惫，这很正常，可以找合适不挡路的地方停下短暂休息一下。休息时，可喝水或吃点零食补充能量。但要注意不要休息太久，

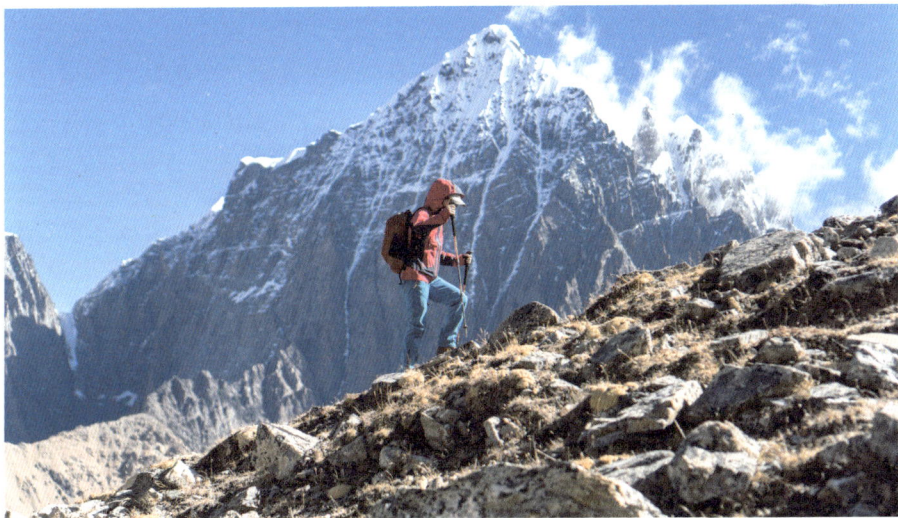

他念他翁徒步途中，借助登山杖上坡　　　　　　　　　　图片拍摄：登徒子

以免身体彻底冷下来。如果带了登山杖，可以将登山杖扎入地面，弯腰将身体支撑在登山杖上。

　　这里给大家说一种爬坡时的休息步伐——台阶式休息。台阶式休息是指每向前迈出一步，伸直后腿，暂时将重心转移到关节而不是肌肉上，让两腿在上升过程中交替休息。

• 保持积极的心态

　　爬坡时多想些积极坚定的事情，可以给自己设定短期目标。比如到一个转弯或小坡，就给自己加油鼓劲一下。

下坡

　　在徒步爬山看到想看的风景后，意味着就要开始缓缓下撤了。相对于艰难费体力的上坡爬升来说，下坡听起来更"轻松愉快"。实际上，体验过的人都知道，下坡不仅考验徒步者的心理素质和徒步技巧，对其膝盖、脚趾等也是一大考验。

　　在徒步前，建议大家学习一些徒步下降的技巧。比如学习如何借助登山杖的辅助作用，降低跌倒、扭伤、翻滚失控、滑坠等事故发生的可能性。

- **装备检查**

系好鞋带：开始持续下坡前，检查下鞋带是否系紧，可把脚背位置的鞋带比上坡时系得再紧些，避免你的脚在鞋子内滑动，导致摩擦起水疱或者冲撞脚趾造成黑甲。

收紧背包：收紧背包的腰带、肩带，最大限度减少背包的移动以保持平衡。

调节登山杖：开始下坡前，可戴上手套，适当延长你的登山杖。必要时可以放弃登山杖，靠手和树木、岩壁之间的摩擦力保持平衡。

- **下坡技巧**

减轻负重：下坡时，我们的膝盖承受的压力会是平路的 3—4 倍，减轻背包的重量既可以避免过重的背包造成重心偏移，也可避免对身体造成巨大的伤害。

重心往下：下坡时应微微屈膝，将重心降低并放于双腿上方。这个动作不够帅，但够稳定。

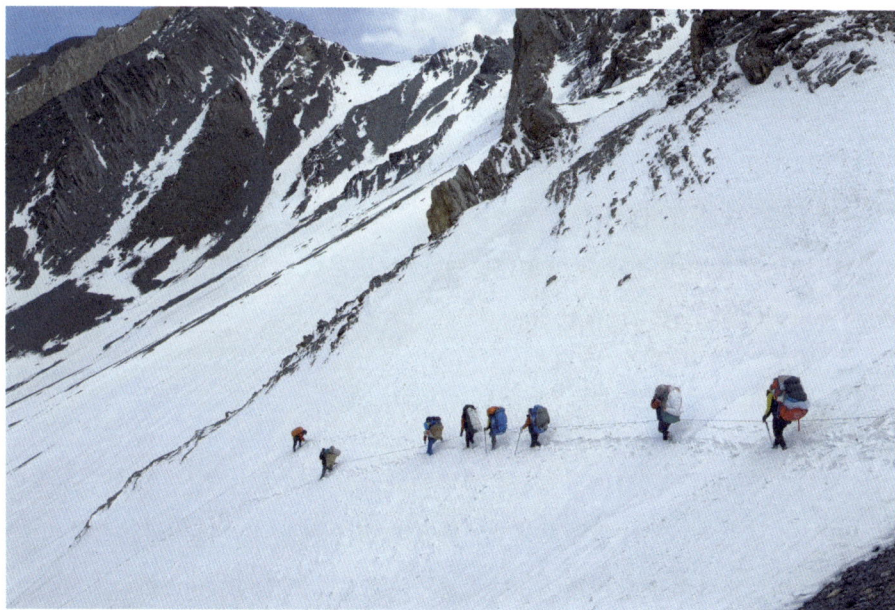

尼泊尔 ACT 大环线下坡途中

图片拍摄：小二多吉

缩短步幅：在陡峭路段下坡时，可适当缩短步幅，采用小碎步的方式行进，将重心保持在腿部上方，每步以不要超过一脚的长度为宜。

借助登山杖和护膝：登山杖使用得当，可以将部分压力转移到手臂和肩膀上，减小下半身的压力，让整个人身体更易保持平衡和稳定。如果你的膝盖本身就有问题，建议提前佩戴适合的护膝，保护好你的膝盖。

侧身"之"字形行进：如果坡度变大，而且宽度允许的话，通常建议采用"之"字形的走法，走起来会更轻松。采用侧身法（也叫螃蟹步），让前脚先迈下去，重心放在后面的支撑腿上，如有必要，还需要用双手来辅助身体的平衡。

保持间距：与前后同伴保持一定距离，避免前后同伴滑倒误伤，或者被他们的登山杖绊倒。

- **心理准备**

专注：专注于你脚下的路，观察你的落脚点，是你在选择你的路而不是让惯性决定你要被迫滑向哪一边。

勇敢：现实中很多人会因为视觉上的陡滑而恐惧，选择坐下来"屁降"，即靠臀部往下挪。事实上这是非常危险的！一旦失控将无法及时制动停止滑坠。相信你的户外装备，徒步鞋、登山杖等，还有你在长期徒步中日益熟练的身体，它们远比你想象的更加可靠。

耐心：相比有满满期待的上坡，下坡时往往已经看过了最美的风景，可能会身心俱疲。这时候，就更需要你的耐心，不要懈怠，走好脚下每一步，安全出山回家。

公路、石板路和台阶路

在刚接触徒步时，我们通常会选择一些城市周边与景区交错的轻徒步路线。这些路线中不乏很多修建完善的台阶路段，或是前人走过的青石板茶马古道等。这类路线一般危险系数不高，但需针对路面特性调整策略。

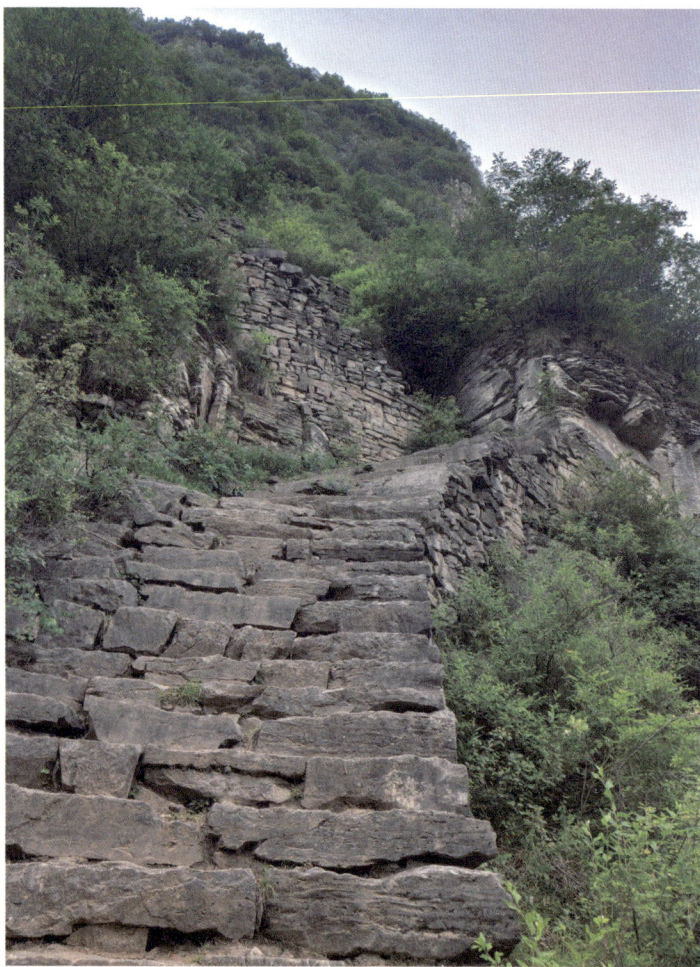

南太行徒步线路上的台阶路段   图片拍摄：山象

- **硬质路面**

这类人工修缮的道路虽比野路好走，但路面通常较硬。所以行进时，全脚掌着地且不要过度用力，以免脚掌过早疲劳，甚至起疱。

- **石板路、台阶路**

石板路、台阶路上可能有青苔，台阶高低也不同；要是遇上雨雪天气，台阶就更湿滑了。要时刻注意脚下，谨防摔跤、崴脚等意外发生。

有些成熟路段两侧会有扶手和围栏，在下陡坡时可以抓住它们，增加身体的稳定性；叮以给登山杖带好防滑消音的橡胶杖尖套，以防杖尖接触坚硬石板时声音刺耳和打滑。

泥路与碎石坡

在户外徒步中，粘鞋脏衣的泥土路和硌脚的碎石坡十分常见，山区尤其常见。下雨后的泥土路打滑，碎石路走起来硌脚，尤其是下坡时，平衡性不好就很容易滑倒，甚至崴脚扭伤。

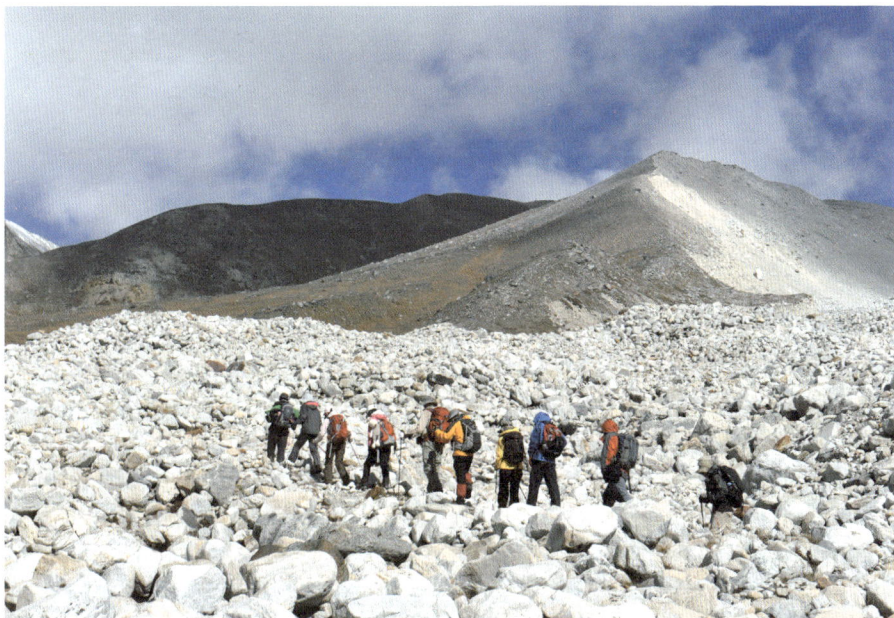

珠峰东坡的碎石路

图片拍摄：行摄匆匆

• 泥土路

泥土路线是登山户外运动中最常见的路面，在晴朗的天气里行走比较容易，尤其是有密林遮阴时，十分舒适。不过一旦遇到降雨天气，松软土地变成烂泥路，行走难度会大大增加。在冬季雨雪天气结冰后，行走起来就更难了。

建议优先选择高帮徒步鞋（防水款尤佳），利用鞋齿纹路增强抓地力；通过泥泞路段后及时清理鞋底泥土，避免重量增加与摩擦力下降。采用"外八字小步幅"，脚掌横向接触地面以扩大支撑面积，下坡时膝盖微屈降低重心，每步落地前试探地面硬度，避免踏入暗坑或松软土层。雨后泥泞路可沿路基边缘或植被覆盖处行走，遇深泥区可小步快速通过，避免鞋底陷入过深；若发生打滑，迅速下蹲降低重心，利用登山杖支撑恢复平衡。

● 碎石路

在通过碎石路段时，除穿着合适的徒步鞋外，还请注意以下几点：

选好落脚点： 在将重心转移到石头上之前，先确认脚下的石头是坚固的，尽量踩在较大的石头上。

控制速度： 以极大的耐心谨慎地行走通过，保持平衡避免摔倒，下雨天更要注意。可采用侧身走法，既增加与地面接触面积提高稳定性，还可以减小膝盖的压力，这一点对于所有的野路徒步都是通用的。

小心登山杖卡住： 使用登山杖的情况下，需注意避免被石缝卡住。

小心落石： 尽量快速通过落石区域。当有落石时，需喊"落石"提醒下方同伴，立即用双手或背包等遮住头部。

草坡与灌木丛

行走在少有人至的自然环境中，茂密的灌木丛可能是目之所及的美丽花海，但也可能带来刺伤划伤，甚至带来过敏、红肿、瘙痒等皮肤反应。当灌木丛高度过高时，往往还会有隐藏路径，造成迷路甚至是掩盖了悬崖、峡谷的坠落风险。通过草坡灌木丛的注意事项：

长袖长裤： 无论是草坡，还是灌木丛，都避免穿短袖短裤，减少皮肤的裸露面积。一是防止草丛林地中的蚊虫叮咬，二是防止皮肤被刮伤。必要时可以拿上登山杖、戴上手套等装备。

保持同伴间距离： 行走时和同伴保持一定距离，避免被回弹的枝条打到。

小心脚下： 在行走过程中注意周边环境并走好脚下的每一步，避免被草丛中隐藏的石头、树根、小水坑等绊倒，造成扭伤。

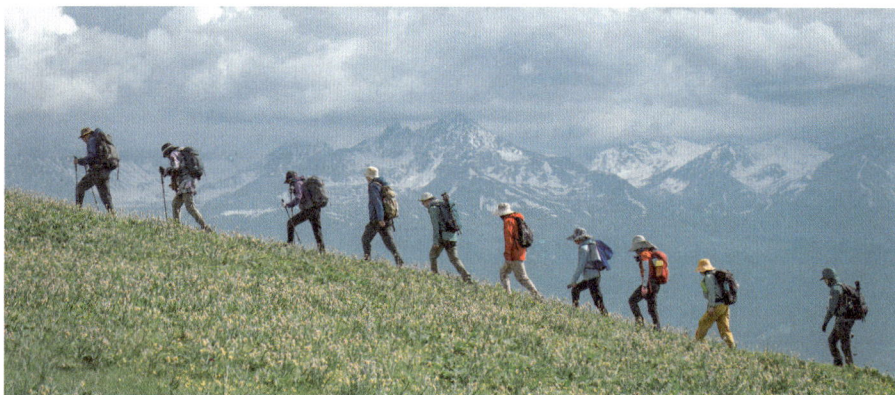

图片拍摄：阿 K

特殊地形的行走技术

沙漠行走

随着户外徒步路线的多元化，人们不仅将目光放在高山中，辽阔的沙漠也成为徒步者们的选择。不同于有泉水溪流涌出的山间，沙漠路段普遍缺乏稳定水源，仅零星分布着湖泊，且脚下行走的松软沙地也与普通的硬路不一样。那么，在沙漠中行走我们要注意什么呢？

• 补水、防晒、防寒

沙漠徒步中，补水和防晒是相当重要的两点。沙漠中虽然也有湖泊，但距离相对较远。若没有带够足够的水，很容易引发急性脱水或中暑等。

在防晒方面，物理防晒为第一优先级。沙漠昼夜温差大，经常刮大风。浅色的长袖、长裤、帽子、头巾等装备，可以有效帮你在白天防晒，夜晚防寒。

• 用好雪套登山杖

沙漠特殊的松软沙质地表导致徒步时容易陷入沙层，细沙渗入鞋内加剧脚部磨损。防沙透气的鞋套和不带网眼的徒步鞋都是必须准备的；使用带泥托雪托的登山杖也能帮助你省不少力气。

- **"之"字形小步**

与在平地上爬坡一样，在沙漠中上坡尽量不要直上或者横切，可走"之"字形小步。下坡也尽量借助登山杖，防止打滑，造成不必要损伤。

- **追随前人的足迹**

在沙丘上上下下可能非常费力，这里给大家推荐一个在沙地中行走的好方法：跟随前面人走过的足迹。他们踩过的紧实沙子能帮助你在行走时尽量不下沉，提升徒步速度。

过河溯溪

在野外，涉水过河从来都是极具风险的挑战。当没有常规的桥梁时，我们往往需要小心谨慎地通过湿滑的独木桥，或者晃晃悠悠的吊桥，或者直接蹚水过河。了解如何通过独木桥和蹚水过河，是户外进阶路上的必备技能。

- **过独木桥**

在穿山越野中，遇到河上晃晃悠悠的独木桥很常见。过独木桥时，在姿势上，双手横握登山杖或者竹竿以调整重心，模仿走钢丝的姿势。双脚尽量成外八字，眼睛平视桥头或者前方。不要看脚下，越看越容易紧张害怕。

在距离上，尽量与前一人留有一定距离，一次通过一人，以免发生坠河意外。

如果你实在害怕，也可以尝试趴着或坐着过独木桥。

- **蹚水过河**

浙江石人峡的渡河悲剧警示我们要关注安全过河的问题。面对复杂的河流环境，需遵循以下安全准则。

提前查看天气：行前查看当地天气状况，关注官方的防汛防洪预警。一般大雨后，温暖的融雪季节以及易发山洪泥石流的雨季，水流会更深，流速更快，危险性更高。

判断水流是否适合通过：看流速——将一根大小合适的木棍扔进水流上游，看看它流走的速度。如果你快走几步就能追上它，这是个好兆头；如果木棍在几秒内就被冲走，而且你的行走速度根本追不上木棍顺流而下的速度，那说明这里可能不是一个安全的过河点。测水深——把一块石头扔进水里，如果听到空洞的"咔嗒"声，表明水很深；也可将登山杖插入水中来测试深度。观河水颜色——看河水是否呈黄色，是否有漂浮物、树枝等，如果有，说明有发生山洪的危险。

选择合适的过河地点：不要在弯道过河，因为水流在转弯处会加速。最安全的地方通常是在河流"S"弯中间的直线部分。河道越窄，水流越急。选择一条最宽通道的路线，或者选择有多个通道而不是只有一个通道的路线。当水流分散时，它的流速变慢，水深变得更浅。

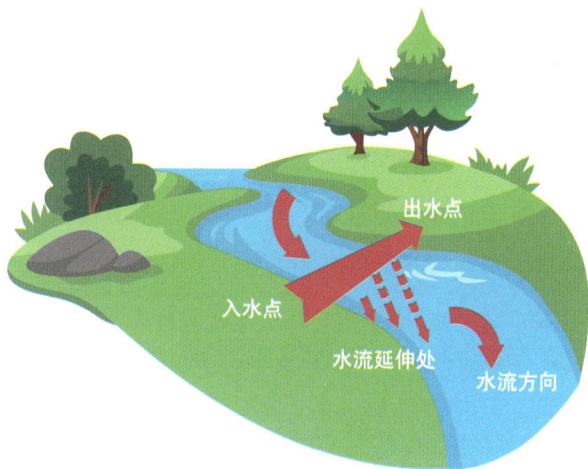

过河最优位置

• 蹚水过河技巧

在户外渡河时，应避免穿越水流湍急且深度超过大腿中部的任何水域，避免在陡峭的河岸、急流间通过。如果一定要通过，可以参考下面几个技巧。

穿好鞋子：选择硬头溯溪鞋或者直接穿着徒步鞋、越野跑鞋过河，它们可以更好地保护你的脚，并提供脚踝支撑。

解开背包：提前解开背包的腰带肩带，不要让它们捆在身体上，如果不慎落水，抛弃所有身外之物以减轻负重和拖累，只求保命。

用好登山杖：借助登山杖的帮助（慎重使用折叠杖，会被水底的岩石卡住散开失去支撑作用），将两根登山杖合成一根双手握住，当你向前移动双脚时，让登山杖成为你的第三条腿。

抬头看前方：选好下游出口地点。过河时一定要面朝上游水流，眼睛盯着对岸，不要低头看水。在出发前就应确定好下游出口上岸处的位置。

多人通过：当水量过大，河流过于湍急时，不建议单人独自穿越超过小腿高度的河流，可手拉手组队穿越，最强壮的人在两端。在通过河流时，保持步调一致，不要破坏队形。

及时换衣：在通过河流后，及时换上干燥的衣物和袜子鞋子，防止感冒失温。可以喝些热水，吃点儿高热量的路餐补充下能量。

雪地行进

当我们尝试过较低海拔的徒步路线后，难免会想要挑战高海拔徒步和雪山攀登。不同于低海拔普通野路徒步，硬雪坡、冰坡徒步很容易引发滑坠等安全事故，那么我们该如何在雪地上行走呢？请注意，以下内容仅对初级徒步型雪山的雪地进行技巧介绍。如需攀登更高海拔的技术型雪山，请参考更专业的书籍和资料，求教专业教练，并多去户外对应环境中实践。

• 雪地上升

在雪地上行走，除了要穿戴好必要的冰爪、雪套、合适的中高帮徒步鞋或高山靴，掌握一定的雪地行进基础步伐也很重要。常见的有踢冰步法和"之"字形绕路法。

踢冰步法：在坡度较小、雪质疏松的线路爬升时，可采用踢冰步法。具体来说，就是用脚的前端（鞋尖）踢进雪中，形成一个台阶，帮助自己更好地在雪地保持平衡。有效避免因为雪质松软往下滑，或因雪面湿滑失去摩擦而无法保持稳定。

"之"字形行走：当雪面冰面的坡度较大，难以稳定站立时，就得采用"之"字形路线降低坡度前进。

• 雪地下降

雪地下降对平衡控制和防滑要求较高，可采用踏跟步法和"之"字形路线。

踏跟步法：即膝盖稍微弯曲，重心向下，双脚打开，将脚后跟直接踩入雪中，让身体重量把脚压入雪中，避免继续下滑。往下走将手臂放在身前，避免向后倾斜。

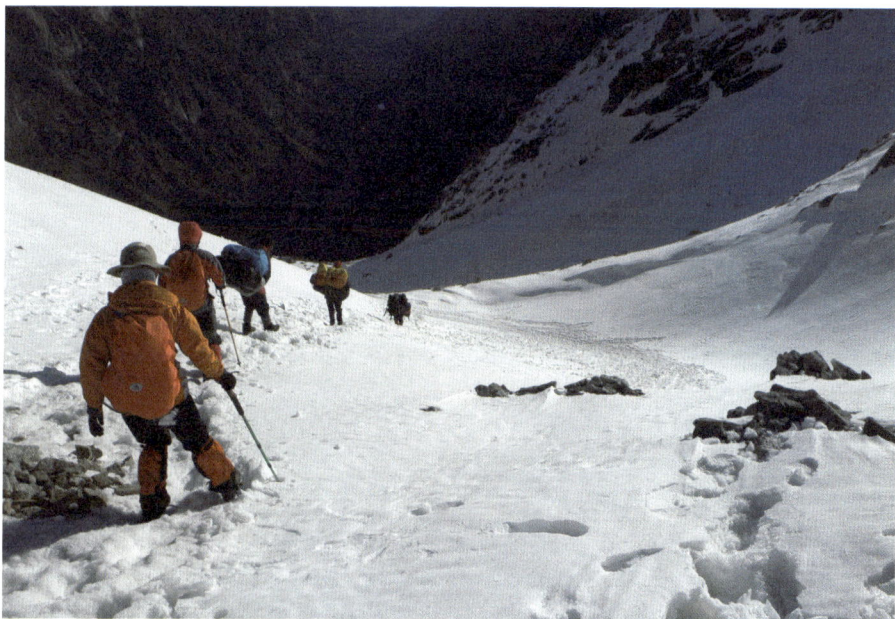

长穿毕垭口下坡   图片拍摄：行摄匆匆

"之"字形行走："之"字形横向移动即可减小坡度，使用登山杖帮助保持平衡，冰雪路面或更陡滑的路面，可以考虑使用路绳和冰爪、冰镐辅助。再次特别提醒：请谨慎使用"屁降"这种容易失控的方法快速下降。

攀爬岩石坡

在户外徒步登山中，遇到攀爬岩石路段的并不少见。那么我们该如何面对这些陡峭的岩石峭壁呢？

在通过岩石坡之前，先要对岩石的大小、质量、稳定性、风化程度等进行基本的观察，然后确定攀登的方向和大致路线，预判手部抓点与脚部支点。

在通过岩石路段时，可采用"三点固定"法，即"两手一脚"或"两脚一手"。面向山坡，打开手臂，手脚配合好，让身体重心逐渐上升，同时控制好腿的方向和力量。移动时，保持稳、轻、快，但不要贸然猛冲大跨步。

需要注意的是，如果岩石坡的山崖上长有小树，可先用手试试这棵树能不能经得起拉拽，仔细选择根基扎实的树助力攀爬。如果树干枯朽，树根松动，就不用借助它了，这无疑是非常危险的。

穿越泥潭沼泽

在户外林区草甸徒步，难免会遇到泥潭沼泽。它们隐匿在潮湿松软泥泞的荒地里，或者是寸草不生的黑色平地，又或者表面有青色的泥苔藓，看似是绿油油的地毯，实际上十分危险。下面给大家提供一些沼泽穿越的注意事项。

- 跟随植物走

提前了解目的地是否有泥潭，如果有请选择绕路。如果必须通过，可选择有树木生长，或者有石头草丛覆盖的地方，因为这些路面一般较硬。

- 登山杖和扔石头探路

用随身的登山杖或者长杆探路和保持平衡。如果发现行走的地方杆子很轻易就陷进去，那就不要再走了。也可向前方投石看看地面是否坚硬。

- 跟随前人足迹

我们通常是结伴出行，尽量跟随前面徒步者的脚步，走相对安全的道路。不过也要注意不要盲从。

如果不幸陷入沼泽，不要用力挣扎，尽量平卧扩大身体与泥沼的接触面积，如果身边有木头也可抓住，慢慢移动到安全地带脱险。

户外常用软件

户外导航类

两步路

参与户外徒步活动，最常用的导航软件就是"两步路"了。两步路户外助手是一款专业户外工具软件，主要功能包括出行线路规划、离线地图、轨迹记录、轨迹导航、运动分析、兴趣点标注、经纬度换算、紧急求援、指南针等。

两步路不仅可以搜索别人的轨迹路书，也可以记录自己的轨迹。出发前，一般要提前下载好最近别人走过的路线轨迹，导入"探索户外"页面中，徒步开始时开启导航，记录本次徒步行程。

在行走途中，在标注点用照片或文字进行标注。也可选择右上角的图层和叠加功能，显示等高线，准确判断地形和坡度陡缓。另外，户外人也可在上面一起组团参与活动。

六只脚

和两步路类似，也有 GPS 轨迹记录、离线地图下载、行程分享等功能。在主页看到感兴趣的轨迹和目的地可先收藏。在出行时，在右下角"我的"里找到轨迹，点击循迹页面即跳到轨迹记录页面，按照轨迹走就行了。

行者

爱好骑行的朋友对这款软件一定不陌生。行者软件的功能类似两步路，只不过换成了骑行路书。也是可提前下载前人骑过的离线路书轨迹，导入地图后按轨迹骑行即可。

骑行完成后，会有详细的坡度报告，骑行历史回顾，实行实景 3D 地形回放等运动记录，精确记录你的每条轨迹，留下美好骑行回忆。

海拔地图类

GPS 海拔表

界面简洁，容易操作，标识明显，是小编上高原常用来测海拔（离线可用）、含氧量的一款软件。此外，还提供指南针、水平仪等户外工具，在无信号状态下也可指明方向和经纬度。

奥维互动地图

可在户外查看 3D 卫星地图，一般可搭配两步路等轨迹路线同时使用。两步路查看等高线、爬山高度、标记打点；奥维地图可以更立体地查看环境，方便规划行程，查看行进距离。可将两步路的轨迹下载导入里面，结合使用。

天气类

受地形和海拔影响，山区的小气候多变，普通城市的那种天气预报到了山里就不准了，因此去户外要使用一些户外专用天气软件查看，市面上有非常多的天气 APP，比如 Windy、彩云天气、莉景天气、Meteblue 等，山区气候推荐 Windy 和 Mountain-Forecast.com。

Windy

一款功能强大的天气预报软件。Windy 能提供全球范围准确的天气预报，包括温度、降雨量、湿度、云层等。使用时可以通过右下角放大镜搜索、箭头拖曳、不断放大等方式找到想要找的目的地，非会员可以查看未来 5 天的天气预报。

Windy 比较常用的预报模型是 ECMWF 和 MBLUE。

看云图：显示选择 Meteog，预报模型选择 ECMWF；

看温度和风力：显示选择基础信息，预报模型选择 MBLUE。

Windy 入门可以先使用它来简单判断一下线路覆盖的温度区间、雨雪情况等，进阶一点可以用它来判断有无日出和云海、星空等，再进阶一点还可以用它来追极光、晚霞等，总之，Windy 完全是一款户外天气神器。再额外补充一个 Windy 的实用功能，对于一些知名的国际目的地，Windy 有一个网络摄像头功能，可以实时查看该地的情况。

Mountain-Forecast.com

这个网站可以查询具体山峰近 14 天内的天气预报，包括不同海拔的温度、风速等详细信息，网页版免费。

山峰识别

户外爱好者大多也是山峰爱好者，但山都分不清是哪座怎么行？山峰识别软件主要推荐两款 PeakVisor 和 PeakFinder。不过安卓系统没有这两款软件，iOS 系统商城中可以直接下载 PeakVisor，使用者比较多。

PeakVisor

徒步滑雪的专业 APP，一键拍照就能识别山峰名称和海拔并且自动生成图片，且带有 AR 功能，免费版每天只能开放一个区域的使用限额。PeakVisor 的专业版需要付费使用，但功能非常强大，全球通用，且有 3D 地图、山峰识别技术、离线徒步路线这几大在户外极为实用的功能。不仅可以查看高清卫星地图、查找可行小径，还能自己规划路径。

PeakFinder

下载困难，使用简单，页面更简洁，可提前下载好该区域的数据，将摄像头对准需要识别的山峰即可。

自然观察类

形色

有 APP 和微信小程序，主要为用户提供拍照识花、分享美图、植物养护、花语壁纸等服务，且仍在不断迭代。准确率一般可精确到属。无论是专业的植物爱好者，还是热爱山野的户外人，相信使用形色都能让你来一句"原来如此"。

花伴侣

和形色使用方法差不多，有 APP 和小程序。拍摄植物的花、果、叶等特征部位，即可快速识别植物。除了拍照识别，花伴侣还支持用户发表动态进行社区互动，并可推荐附近赏花点，查看周边人气植物和用户拍摄物种。

懂鸟 / 懂兽 / 懂两爬

这 3 个小程序由一家公司开发，最先出圈用得最多的是懂鸟。懂鸟小程序目前可以识别全球超过 11000 种鸟类（且种类还在不断更新中）。用户可以通过"拍照识别""相册识别""听音辨鸟"对鸟类进行识别，同时也按照目—科—属—种实现对鸟类的浏览搜索。懂兽、懂两爬和懂鸟小程序操作类似。其中，懂两爬小程序资料库已涵盖全球两栖类、爬行类物种 20708 种，懂兽小程序资料库已涵盖全球兽类 6649 种（还在更新增加中）。当你在户外见到有趣生物和动物，不妨拍下照片，用这 3 个小程序识别收藏。

Star Walk 2

星空爱好者必备的一款 APP，基础版免费。高海拔、沙漠等地区通常很少被光污染，空气稀薄通透。一般只要天气好，看到星空银河的概率极大。

当头顶漫天繁星，这个时候，就需要 Star Walk 2 这样一款找星座、看星云、3D 卫星模型的浪漫软件。开启定位所在地后，可以看到当地银河从哪里出来，方便进行星空摄影。

天文通

基于 AR 技术实时识别星座和行星；提供 15 日气象预报、极光预报地图、空气质量指数以及光污染地图等；观星指数预报，提供详细的观星条件和指数计算；丰富的天文数据集提供月相变化、月升月落日升日落等信息；实时追踪人造天体；还有优秀天文摄影师作品展播。

GPS 卫星定位

GPS 是全球定位系统（Global Positioning System）的简称，由一组覆盖全球的卫星组成，它们通过向地球发射无线电信号，并接收设备上的反射信号，通过计算卫星与设备之间的时间差来确定设备所在的位置，并以可视化的方式显示在屏幕上。

对于喜爱徒步登山的人来说，GPS 是一项必备的装备。通过携带 GPS 定位设备（如户外智能手表、手持 GPS 接收器、卫星电话等），徒步登山者可以随时确定自己的位置、行进的方向、参考轨迹等，确保他们能够安全返回。作为紧急情况下求助的绝佳帮手，我们由衷地希望每一位户外爱好者，尤其是需要进入更为原始自然环境和无人区的朋友随身携带卫星通信设备，在事故发生时及时向外界求助，尽可能准确地发送自己的位置，为救援争取时间。

目前 GPS 接收机在收到 4 颗及以上卫星的信号时可以计算出本地经度、纬度、高度三维坐标，水平精度可以达到 15 米。

北斗卫星导航系统

北斗卫星导航系统（BeiDou Navigation Satellite System，BDS）是中国自行研制的全球卫星导航系统，也是继 GPS、GLONASS 之后的第三个成熟的卫星导航系统。

主要功能

定位导航： 能为全球用户提供全天候、全天时、高精度的定位与导航服务，定位精度达 5 米甚至更优，局部地区 2—3 米。

授时服务： 授时精度达到 10 纳秒，为通信、电力等对时间同步要求高的系统提供精准时间基准。

短报文通信： 用户可通过卫星发送和接收简短文字信息，在应急和通信不便地区作用重大。

其他功能： 还具备星基增强、地基增强、精密单点定位、国际搜救等服务能力。

工作原理

北斗卫星搭载高精度原子钟和导航设备，定期发送时钟信号和导航数据信号。用户的北斗接收器接收到至少 4 颗卫星信号后，计算信号发射到接收的时间差，得出与各卫星的距离。再利用三角测量原理和复杂算法，计算出自身位置、速度等信息并输出给用户。

户外保险与救援

为什么要买户外保险

据不完全统计：2024 年中国参与徒步、登山、露营等户外活动的人数已突破 4 亿，随之而来的安全事故也显著增加。2024 年全国共发生户外事故 335 起，造成 84 人死亡，92 人受伤，11 人失踪。即使是规划完善的常规路线，也可能因极端天气、地形突变或个体失能等不可抗因素引发事故。

即便事故并非发生在自己身上，组织者和队友也可能被判连带赔偿责任。尤其对于活动组织者，根据相关法律，承担相应的补充责任。户外保险，不仅是买一份安心，更是给不可预知的户外未来一份保障。

什么是户外保险

顾名思义，户外保险即专门针对爱好户外运动的人士的保险，为一种专项意外伤害保险。和普通意外伤害保险相比，在保险责任等方面大有不同。

保险公司根据不同出行场景设计保险产品，不同产品涵盖的户外项目也不相同。主要为滑雪、滑水、潜水等水上娱乐运动，以及骑马、急流划艇、登山（3500 米以上）、高山探险、极地探险，还包括洞穴探险、蹦极、长途无人区、漂流、野外生存、山地越野轮滑、山地自行车越野、溯溪、自然场地攀岩与下降等特定运动提供保障。我们需要根据路线及活动项目特点，进行针对性购买。在一些活动中，主办方或运动场所可能已经为顾客购买了相应保险，但保障额度各有不同，保障范围可能也并不完善，终究需要我们自己练就一双"火眼金睛"。

购买户外保险注意事项

严肃起来，像选装备一样谨慎

户外保险大多是短期险，每天几元或者几十元的金额看似不贵，便很难引起重视。然而，一旦发生万一，可能却是几万元甚至几十万元的损失。

有人可能对此信心满满："没事儿，我买了 20 万的保险。""我更不怕，买了 50 万的。"

真的是"越贵越好""越贵越保险"吗？不如来看个实例：

选择保额额度		
保障类型	保障范围	保险金额
基本保障 承保范围 ❓	意外伤害身故和残疾	20 ⌄ 万元
	意外伤害医疗	1 ⌄ 万元
	高风险运动意外伤害身故和残疾	不投保 ⌄ 万元
	高风险运动意外伤害医疗	不投保 ⌄ 万元
附加保障 承保范围 ❓	交通工具意外身故	不投保 ⌄ 万元
	急性病身故或全残	不投保 ⌄ 万元
	意外和疾病住院津贴	不投保 ⌄ 万元

某保险保障范围示例

结合保障范围可以看出，20 万元只是意外身故或残疾所能获得的最高保障金额。若因意外伤害受伤住院，即便花费十几万元，最高也只能赔付 1 万元；若因高风险运动造成的死亡 / 受伤住院等，则没有任何赔偿；"附加保障"相关栏可知，因交通工具或急性病造成的身故，没有任何赔偿。

对于示例中这款产品而言，5 元款只是最基础的，我们可以根据需求选择更高的保险金额，也可以针对"不投保"栏追加投保，一天也贵不了几块钱。

但若不明白其中区别，简单以为买了"20万"就高枕无忧，受伤住院都可以报销……这种情况下，不靠谱的并不是保险，而是我们自己。

避坑指南，如何筛选？

• 保障范围匹配度

一般保险公司会注明穿越、登山、探险、滑雪、潜水、攀岩等户外运动属于高风险运动，不在普通旅行保险的一般保障范围之内。

不少公司都推出了针对性产品，但相比一般旅行，条款可能会更严苛，需要格外注意。

以下为某保险网站给出的风险等级参考及保险类型选择。

第一类风险：指海拔3500米以下的普通运动，投保普通意外和意外医疗保险即可。

第二类风险：指海拔3500米以下的激烈运动，需要投保加强型户外意外和意外医疗保险。所投保险可以涵盖远足徒步、健身登山、山地越野自行车旅行、骑马、划船、轮滑、绳降、场地滑雪、潜水、拓展运动、攀岩、野外生存、漂流等。

第三类风险：指海拔3500米以上的登山户外运动（3500—6000米）、高山探险（6000米以上）、冬季户外运动（2500米以上）、攀冰（包括低海拔地区）、沙漠穿越、登山滑雪、极地探险、洞穴探险等项目。这些项目风险极高，投保都需要单独购买。（来源互联网）

不同运动的关注重点各有差异，结合自己的活动线路和项目，了解"保险责任"范围，所买保险产品或产品组合一定要在保障范围内。如去高海拔登山，要注意海拔限制；去滑雪、飞滑翔伞，则不能无视某些免责项目。至于保障额度，则看个人选择，不过建议要能覆盖行程中的意外风险成本。

领队经验谈

境内和境外保险大多相互独立，可根据出行国家的消费水平选择保障额度；

涉及潜水、热气球等高风险运动，需重点核实保障范围；

不同国家和地区的使领馆对签证材料中保险的要求存在细微差异，如办理意大利签证时，意大利驻上海总领事馆要求保险期限需在行程结束后延长 5 天，意大利驻广州总领事馆要求在行程头尾各加 2 天。

• 保障期限匹配度

保险期限应与出游时间相匹配，不少于出游时间。此外，还应格外注意以下几点：

大多产品次日生效，至少提前一天购买！

一旦行程变更，及时调整保险保障期限，或迅速加购。

如出现旅程延误/取消等特殊情况，应向机场或航空等部门索取航班更改的书面证明留作备份。

领队经验谈

单次 vs 年险

对经常进行户外活动的朋友而言，年险省心而划算。但年险大多有"每次活动时间长度"的规定。一旦超过规定期限，就不在本单保障范围之内了，需要及时另行购买。

- 保险公司选择

品牌保险公司：服务及理赔流程完善、周期较短；但价格可能相对稍高。

小型保险公司：价格较低、性价比高，但可能在服务及理赔流程上稍逊，条款相对苛刻。

以上只是一般性概括，此外还有一些保障年龄等的限制，但一般年龄范围较广，不具有代表性，不予赘述。关键还是要看产品本身，尤其条款细节。

细看条款，跟理赔息息相关

纠纷，往往藏在条款细节里——保障范围及投保须知，尤其免责条款（即一旦出现某种意外，得不到保险公司赔付的条款规定）。

但要看出门道儿来，则要特别注意以下一些典型区别及容易被忽视的要点。

- 易混概念 1　徒步 vs 登山

按照《国内登山管理办法》，西藏自治区海拔 5000 米以上，其他省、自治区、直辖市海拔 3500 米以上，属于登山活动；同理，西藏自治区海拔 5000 米以下，其他地区海拔 3500 米以下，属于徒步活动。按此规定来看，如珠峰东坡、洛克、贡嘎、乌孙等经典线路中的一部分，已属"登山"。因此务必注意行程海拔等情况，以免买了无效保险，在恶劣环境中"裸奔"。

- 易混概念 2　猝死 vs 意外事故身亡

一般保险产品保障的，都是由于意外导致的系列伤害，不包括猝死。

猝死，即外表看似健康的人因潜在疾病或功能障碍所引起的突然死亡，且医疗机构出具的被保险人死亡诊断为猝死。一般为非暴力、非外伤性死亡。

意外事故的定义，则和我们日常生活里理解的"意外"有所不同，它强调直接且单独的原因致使身体受到的伤害，突出以下 4 点：

外来的：遭受外来伤害（如坠崖、溺水等），而不是内部器官病变，疾病伤害。

突发的：伤害是瞬间造成，而非长期影响如"职业病"等。

非本意：主观无法预见，主观即使可预见但由于疏忽和技术上无法采取避免措施造成的伤害，自杀等不在保障之列。

非疾病：与猝死本质的区别。

（注：违法犯罪行为如打架斗殴等产生的伤害不算意外伤害，但被保险人被打以及见义勇为等行为造成的伤害则在意外伤害范畴。）

二者差异明显，猝死不属于意外事故；不少意外保险条款中，甚至会明确将猝死列入免赔责任。

此外，一些保险产品还会备注说明，对故意做出的危险性行为而导致的意外伤害事故不承担保险责任，包括但不限于：

不听从导游、领队、教练或现场安全人员的要求及劝阻；

违反景区或当地的警示／禁令标示；

违规进入国家或当地政府明令禁止的线路或地区等。

至于猝死相关保险，如果需要，则可以考虑寿险及某些重疾险，但也要注意免赔条款等。目前，也有一些户外保险推出包含猝死的产品，如某专业赛事保障产品，特地将猝死列入赔偿条款。

- **易混概念 3 意外医疗 vs 急性病医疗**

受伤诊疗相关条款，也是选择产品时需要重点考虑的内容。

但务必注意高原病、急性肠胃炎、中暑等，大多不在"意外事故中涉及的医疗"保障范围内。这里涉及另一类型——急性病保障。

意外医疗：多指身体外部因素带来的伤害，比如扭伤、摔跤骨折、被落石砸伤、被马蜂蜇伤等。

急性病：多指因身体内部，发病急剧、病情变化很快的疾病（如急性胃十二指肠穿孔、气胸、急性阑尾炎、乙脑、急性胰腺炎、急性腹膜炎、急性食物中毒、急性上呼吸道感染、急性胆管炎、急性脑膜炎、霍乱、鼠疫、流脑、埃博拉病毒感染、流行性出血热等）。

对于户外保险而言，意外医疗险无疑是关注重点。此外，可根据出行地情况，针对性考虑要不要附加选择急性病医疗及身故等保障。例如：

若出行地涉及高原——明确是否承保高原反应身故和医疗；

出行地卫生条件差——明确是否承保急性食物中毒等易发急性病。

对这两类医疗保障，基本也都是有限额的。

例如，关于承保医疗费用的天数，有的保险规定门诊医疗费只赔付从保险结束之日往后 15 天，也有的保险则是往后 180 天。

保障项目越多、时间越长，保费也会相应有所增加。具体产品各有不一，根据自身需求选择即可。

那么，为了"保险起见"，多买几份，岂不是买得越多，赔付越多？

等等！先看某保险条款中一项规定：

在同一保险期间，每位被保险人投保本公司同类产品（包括同一产品的同一计划或不同计划）限投保一份，本公司仅按其中保险金额最高者做出赔偿。所以，看清规定细则，才不至于多花钱还吃了哑巴亏！此外，还有一些容易被忽视的细节条款，我们做了重点归纳：

海拔之外，有些保险产品对路线也有要求，比如不承保高风险 / 探险类 / 明令禁止的线路等；

有些出行类保险会规定离开"日常居住地"后，发生的意外才纳入理赔范围，需具体咨询。

承保高风险运动的保险产品，很多也会强调三个特性：非职业性、非比赛性、非商业性。若参加户外相关赛事，建议购买专门的赛事险。

只要条款未注明不赔付的，保险公司一般没有理由拒赔；但对于白纸黑字的某些细节，如果因为我们自己未注意，最终导致理赔纠纷，就得不偿失了。

理赔注意事项

如果不幸发生意外伤害，需到当地二级及二级以上医院就诊（一般保险公司条款中，均规定须是公立二级或者二级以上的医院才可报销）。

如果情况特殊需要急诊，或当地卫生条件简陋，只有小诊所或卫生院，可电话保险公司特殊报备申请，优先救命，并尽量在二十四小时内转移到符合要求的医院。

• 期限

在产品规定期限内向保险公司报案；治疗结束后，及时将住院医疗收据等材料送到保险公司办理索赔。

超出规定期限，可能需承担延迟导致的保险公司勘查、检验等费用。

• 材料

重点注意以下（包括但不限于）几点：

病例——无论就医医院规模大小，都必须去找医生要病例及出院小结等。

若全程使用医保卡，可找医生打印病历。

诊所等没有正规病历的，可让医生手写诊断说明等。

如果需要转院就医，切记请初始医院出具书面转院证明。

用药明细——保险公司可能据此核实哪些在赔付范围内，若只有发票，保险公司无法单纯根据价格进行甄别，可能出现拒赔。

• 维权

对于资料齐全的合理赔付要求，保险公司故意拖延，不按期支付；或者存在争议，则可以通过法律途径，由法院判决。

徒步活动难度评级

徒步活动难度评级标准

徒步活动难度评级选取五个维度作为评判标准：沿途最高海拔、单日最长徒步距离、单日最大垂直爬升高度、路况影响、天气影响。每个维度划分1—5分5个档位，最终评级并非各维度得分的算术平均，而是综合考虑多种因素的叠加来评定。

- **沿途最高海拔**

3000米以下计1分，3000—4000米计2分，4000—5000米计3分，5000—6000米计4分，6000米以上计5分。

- **单日最长徒步距离**

10公里以下计1分，10—15公里计2分，15—20公里计3分，20—25公里计4分，25公里以上计5分。

- **单日最大垂直爬升高度**

300米以下计1分，300—600米计2分，600—900米计3分，900—1200米计4分，1200米以上计5分。

- **路况影响**

平缓道路计1分，安全山路计2分，陡峭山路计3分，有危险路段计4分，需要技术装备计5分。

- **天气影响**

对活动基本没影响计1分，有一些影响计2分，有较大影响计3分，有很大影响计4分，有决定作用计5分。

综合难度 ★★★

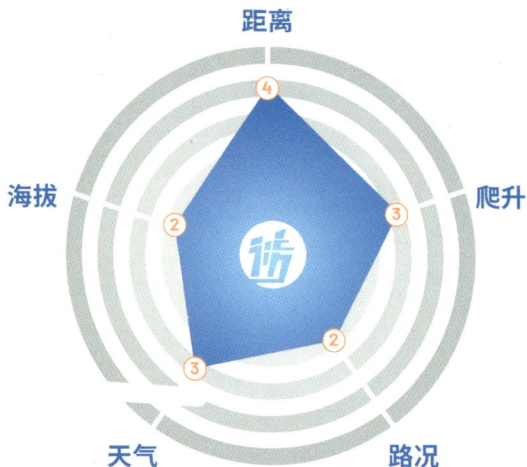

	①	②	③	④	⑤
					*注:以下为线路评级参考标准
单日最长徒步距离	<10km	10-15km	15—20km	20—25km	>25km
沿途最高海拔	<3000m	3000—4000m	4000—5000m	5000—6000m	>6000m
单日最大垂直爬升高度	<300m	300—600m	600—900m	900—1200m	>1200m
天气影响	基本无影响	有一些影响	有较大影响	有很大影响	有决定作用
路况影响	平缓道路	安全山路	陡峭山路	有危险路段	需要技术装备

五台山徒步难度评估表

星级活动体验概述

• 一星活动

徒步较少，难度很低，单日徒步距离不超过 10 公里，单日爬升不超过 500 米，单日连续徒步时间不超过 3 小时。

• 二星活动

以徒步为主，难度较低，线路成熟，基本无风险，适合所有人。

- **三星活动**

有一定强度的徒步活动，但难度不大，风险较低，无明显痛点，适合有经验的驴友。

- **四星活动**

有较大难度，距离长或海拔高，有一定风险，受天气路况影响较大，适合喜欢自虐的驴友。

- **五星活动**

难度和强度都很大的徒步登山活动，多数情况下条件都很艰苦，有较大风险，存在很多不确定性，适合身体素质好、经验丰富、喜欢挑战的驴友。

所有的徒步线路，我们都参照以上标准进行难度划分。不管你是户外新人还是户外老驴，都能找到适合你的徒步活动！也希望大家一步一个脚印成长，从入门开始，逐步进阶，直到徒步全世界。

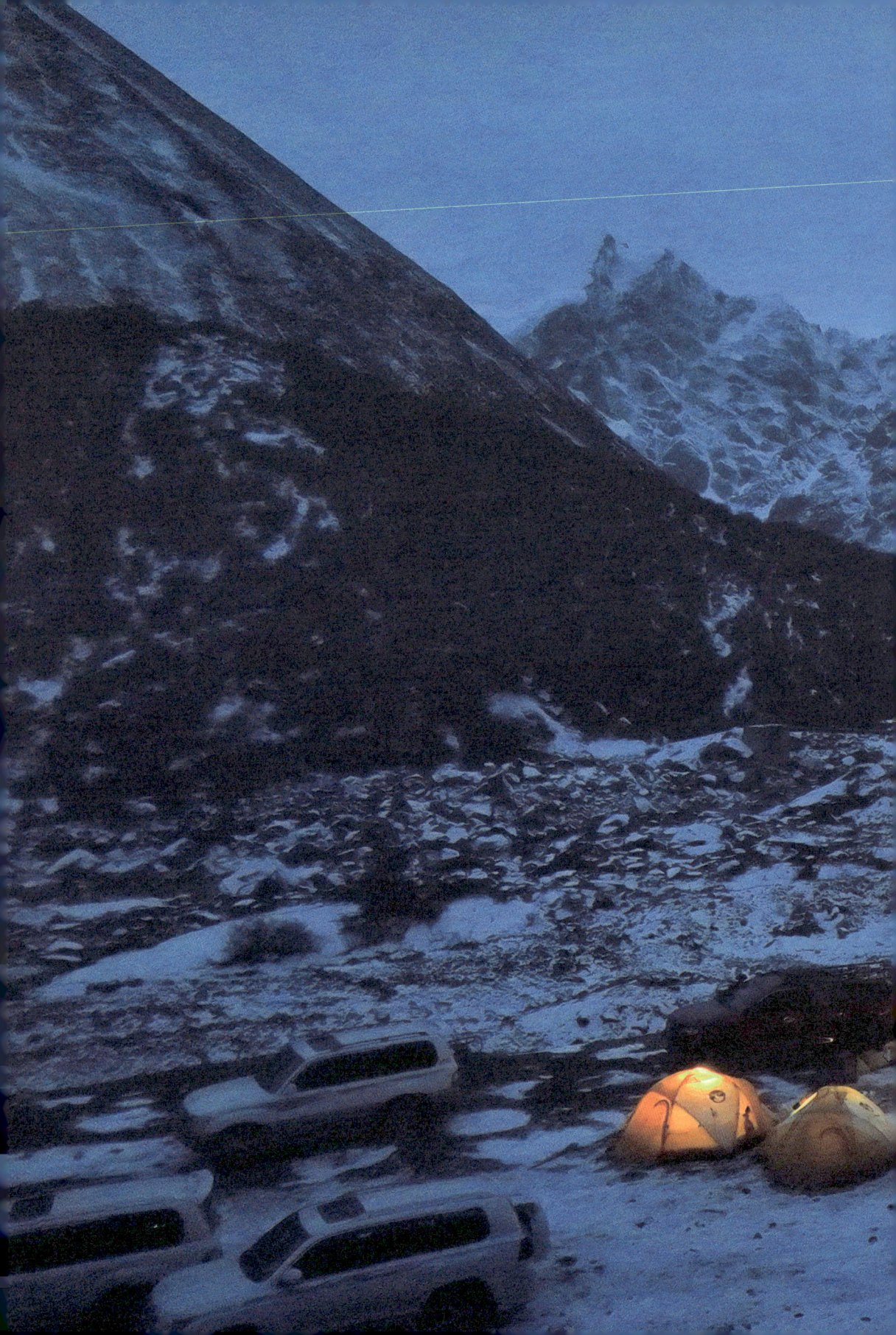

第五章

户外装备

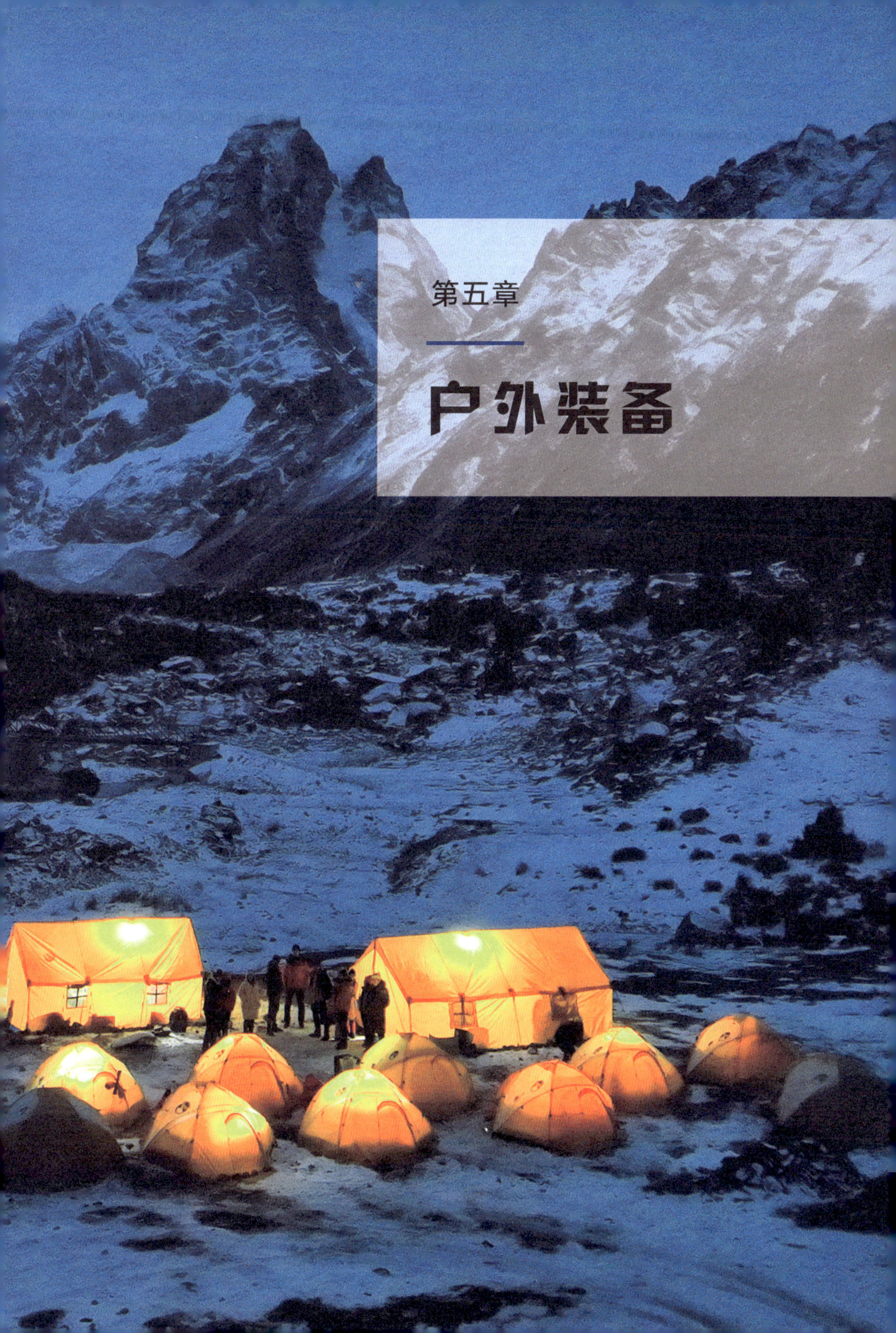

户外基本穿衣法则

为什么需要户外装备

作为一名曾穿着针织毛衣、棉质运动裤、毛茸茸的圣诞袜的"初代户外小白",我深刻体会过城市装备在自然环境中的水土不服——精心挑选的厚羽绒服在海拔 4000 米的山风中竟像纸糊的盔甲般不堪一击,在橡胶跑道上助我飞奔的跑鞋到了下雪的山路上秒变"滑冰鞋"。

为什么城市里的羽绒服厚外套,到了自然环境中就不适配了呢?景区游玩或自驾旅行中,常规服饰足矣,没必要因为要去的地方是亚丁景区或四姑娘山景区就发愁应该买哪件冲锋衣,保暖、舒适往往是出行的最佳选择。但如果是去户外徒步、登山,或者进行其他户外运动,往往因为山区小气候变化大,以及因为远离城市下撤或避险需要花费更多时间、求助不便,就需要在户外环境中做好个人防护,例如在下雨时如何避免淋湿、降温时如何避免失温等,户外活动过程中没有楼宇可躲避和提供防护,只能通过户外服装,如冲锋衣、羽绒服等产品,帮助我们在多变的自然环境中尽可能避免被淋湿或热量散失,安全到达营地。

有人会疑惑,为什么户外的羽绒服或厚外套能抗住东北 -18℃ 的冷风,却不适合海拔 4200 米的高原?这涉及服装面料材质密度等问题,不同面料带来的防风、透气效果是不同的。日常服装可能更倾向于舒适柔软,例如使用棉织品,而户外却拒绝纯棉服装,因为棉质衣裤吸水性较强且不容易干,湿漉漉的衣服贴身闷着,即使是晴天也可能造成体温流失。

整体来说,好的身体状态将决定你可以走多久,而合适的装备将提升你的户外体验并且关乎户外安全。

面对动辄数千元的装备清单,新人常陷入"不买贵的就不安全"的焦虑,我也曾被社交媒体上的"装备清单"砸得晕头转向：动辄五位数的 Gore-Tex 套装、千元级速干内衣、专业级登山靴……但逐渐发现，比起盲目追求品牌溢价，理解"三层穿衣法"的逻辑更为重要。

我的经验是：先体验，再投资。建议从低风险的入门线路开始（如单日徒步、休闲露营），用运动鞋搭配普通冲锋衣进行 2—3 次实践，观察自身痛点——是鞋底打滑，出汗后感冒，还是背包磨肩？再针对性升级装备。毕竟，一件防水指数虚标的"平替"冲锋衣，防护效果可能还不如 20 元的一次性雨衣；而一套保养得当的专业打底层（正确洗涤、避免暴晒），完全可以使用 3 年以上。另外，消费时不妨多问自己两个问题：我要去的环境需要怎样的防护等级？这件产品是否采用可持续材料？

基本穿衣法则

"三层穿衣法"将户外穿衣按衣物功能从内到外分为基础层（速干层）、中层（保暖层）和外层（防护层）这三层，需要注意的是，"三层穿衣法"是关于户外着装的逻辑而非铁律。

"三层"也并非指"三件衣服"，而是让符合各个层面功能的衣物根据具体环境适时叠加，为身体提供保护。例如，新疆的白天气温高，只穿速干裤、速干 T 恤即可，随身背冲锋衣、保暖衣物备用。

下面我们按照三层穿衣法的基本原则，对不同功能的服装进行说明。

基础层（速干层）

这是直接接触皮肤的一层，也是三层体系中最关键的一层，它帮助吸走汗水并提供基础保温。所以在材质的选择上也至关重要：重量轻、干燥快的合成材料能够完美适配哪怕比较热的户外场景；拒绝纯棉材质，纯棉衣物出汗后不易干，反而贴住身体加剧热量流失；而羊毛等天然材质即使在潮湿的情况下也能保持身体温暖，并具有天然的气味抑制特性。当环境温度较低的情况下，羊毛制品是更理想的选择。

中层（保暖层）

中间层作为第二层穿着，用于保持身体的最佳温度调节。

中层服装主要起到保暖调节作用，因此选择中层时要注意携带的便捷性。和贴身层一样，中间层有抓绒、棉服等合成纤维的选择，也有羽绒、羊毛等天然纤维的选择。在动态保暖上，抓绒、棉服的透气性比羽绒更好，但在静态保暖上，羽绒可谓是当之无愧的王者，羽绒拥有当今世界上所有绝缘面料中最好的暖重比，即以极轻的重量达到最好的保暖效果。

领队经验谈

羽绒核心指标：
充绒物、充绒量、蓬松度、绒子含量

充绒物

充绒物主要是鸭鹅的羽绒，按照品质和保暖属性排序：白鹅绒 > 灰鹅绒 > 白鸭绒 > 灰鸭绒。鹅绒具有纤维长、绒朵大的特点，等量下的鹅绒一般蓬松度、压缩性、保暖性更好，更适合严苛的环境及轻量化需求，因此价格也更贵一些。

充绒量（即填充的羽绒重量）

在同样的蓬松度下，充绒量越高，表示填充的羽绒越多，保暖性越强。根据充绒量，可以将羽绒服进行不同场景的划分。

轻量级羽绒：又称排骨羽绒，通常充绒量在 120 克以下，基本上全年可携带，适宜温度在 0—10℃；

中量级羽绒：通常充绒量在 120—200 克，是高海拔徒步、秋冬季徒步的必备品，适宜温度在 -5—-20℃；

　　重量级羽绒服：通常充绒量在 200 克以上，连体羽绒服充绒量可以达到 800
克以上，适宜温度在 -20—-50℃。

蓬松度（Fill Power，FP）

　　蓬松度是决定羽绒服保暖程度的重要因素，蓬松度的测量和定义很简单——取
一定量羽绒塞进玻璃筒，盖上盖子，之后读取相应刻度值，即不同羽绒的蓬松度。
在同等充绒量的情况下，蓬松度越高，羽绒服体积越大，就可以固定更大体积的空
气，达到更保温、隔热的效果。

绒子含量

　　羽绒，分为羽毛和羽绒，绒子含量是指绒子与羽毛的配比。注意，羽绒制品没
有 100% 绒子含量的标签，通常是 80%—95%。一般来说，绒子含量越高，其蓬
松度越高，保暖性也越好。羽绒服的造价相对较高，一些廉价劣质品会采用碎绒或
者胶水绒，在户外环境使用，不要贪便宜买劣质羽绒服。

外层（防护层）

　　外层需具备防风、防雨、耐磨等多重防护功能，保护身体免受恶劣天气
的影响，特定款式还有额外的拉链设计帮助身体透气。一般分为硬壳冲锋衣、
软壳冲锋衣等，由于是三层穿衣法体系的最外层，选购时可适当宽松，方便
衣物叠加。

冲锋衣

　　冲锋衣是中文语境下的专业术语，国外常常把这一类服装作为夹克
（Jacket：带袖及臀的短款上衣）的户外功能分支，称为 Shell Jacket 或是
Waterproof Jacket，广义上亦可纳入 Outdoor Jacket。其起源与发展始终与专业
户外场景深度绑定，对于防水透气的性能要求极高，从面料到性质都像是一

个更硬挺的保护壳，这一类冲锋衣被叫作硬壳冲锋衣（Hardshell Jacket）。后来泛户外文化普及，人们对环境防御的要求适当降低，对舒适度有了更高的追求，软壳冲锋衣（Softshell Jacket）应运而生，而另一种新的形态——三合一冲锋衣（3-in-1 Jacket）也被设计出来，这三者构筑了现在国内普遍所认知的三大分类。

硬壳： 有一定塑料感，防水性好，更注重防护性，专业户外首选。

软壳： 柔软更有弹性，防水性较差，更注重透气和保暖性，适用于日常或休闲户外。

三合一两件套冲锋衣： 增加羽绒 / 加绒内胆，通常可拆卸，入门级别，适合休闲户外。

有哪些面料技术？

冲锋衣的详情页或者产品名里通常会出现这样的前缀：2L/3L（L 全称 Layer，表示层数）。这代表防水透湿面料由多少层组成，看起来摸起来只有一层的冲锋衣外壳其实复合了至少 2 层面料，另外常见的还有 2.5 层或 3 层的面料，即 2L、2.5L 和 3L。

假设把冲锋衣的面料看成夹心饼干，最外（上）层是看得见摸得着的化纤织物（必需）、中间层是防水膜（核心技术层、必需）、最内（下）层是隔离保护层（隔离皮肤分泌的汗渍和油污、非必需）。

不同结构的区别在哪呢？

在于隔离保护层。2L 结构无隔离保护层、2.5L 结构的隔离保护层是喷涂一层 PU 涂层，相比前两种，3L 结构是用料最足、耐磨性最好的一种结构。

按照防水性能和耐磨性从高到低排序，通常是 3L ＞ 2.5L ＞ 2L。

在这三层结构中，外层通常离不开化纤织物如涤纶（聚酯纤维）、锦纶、氨纶（尼龙）这几个常见户外面料的排列组合，并且在最外层还会喷涂耐用防水剂（Durable Water Repellent，DWR）来实现表面斥水性，即荷叶拒水效应。

但防泼水不代表防水。购买时尤其要警惕这个语言陷阱。真正的防水是通过最具有核心技术的中间层，也就是防水层来实现的，有了这层膜，冲锋衣才能真正实现防水透气透湿。

现在防水层的实现最常见有两种方式——涂层和层压（目前市场占有率最高）。就防水透气透湿性能而言，层压 e-PTFE 优于层压 PU/TPU 优于涂层 PU/TPU。3L 结构的只有层压，层压面料比涂层面料效果更好更耐用，价格也更贵。

层压 e-PTFE 几乎是现阶段最顶尖的防水透湿面料，例如层压 e-PTFE 微孔薄膜的代表面料品牌——Gore-Tex® 和 eVen™®。通常专业的冲锋衣都会详细标明面料结构层数，部分冲锋衣也可以通过使用的防水面料来判断结构。以使用 Gore-Tex® 为例，仅 Gore-Tex® 在服装面料上的研发就有 8 个不同类型的面料科技，其面料本身就有固定的结构。

性能指标

衡量冲锋衣的性能，最常听到的就是防水指数和透气指数。在中国《户外运动服装——冲锋衣》的国内标准中，功能性指标有三个：表面抗湿性、静水压和透湿率。表面抗湿性指的是防泼水处理，另外两个核心指标：静水压和透湿率，也就是常说的防水指数（单位：kPa，根据压力计算公式 $1kPa \approx 100mmH_2O$）和透气指数（单位：$g/m^2 \times 24h$）。

静水压（防水指数）：单位面积内能承受的最大水压。冲锋衣的防水标准在每个国家都不一样，在英国，防水指数高于 1500mm（1.5K）以上才能被认为是防水的；在中国，除接缝处外，需要高于 3000mm（3K）才是冲锋衣的防水门槛；瑞士则更严格些，位于圣加仑的瑞士联邦材料科学与技术实验室（EMPA）表示，织物静水压测试至少需要达到 4000mm（4K）才能被视为防水。

涂层软壳、低端的雪地运动夹克则可能处在 1000—5000mm 这样的区间内，中高端的冲锋衣大部分是在 5000—20000mm 的区间内；像冲浪手表、高端登山夹克和防水鞋则处于 20000—40000mm 区间内；而防水等级超过 40000mm 的，则是像塑料袋、橡胶手套一类的东西。

透湿率，单位面积 24 小时内透水蒸气的量。这个数值的直观判断可以和运动项目排汗量挂钩。就如同基础代谢率一样，每个人每天也有基础排汗量，大约是 $500g/m^2 \times 24h$，当大量运动时，这个排汗量会急剧增加。

由此，不同的运动项目其实有不同的透湿率选择，与中国国家标准相对应，I 级产品需要大于 $5000g/m^2 \times 24h$，II 级产品需要大于 $3000g/m^2 \times 24h$。

$5000—10000g/m^2 \times 24h$ 适用于低强度活动和一般户外活动使用，但透气性不足以进行越野跑或更激烈的徒步旅行等更多有氧运动。

$10000—15000g/m^2 \times 24h$ 适合远足、滑雪和登山。

$20000g/m^2 \times 24h$ 以上可在温暖的气候中用于越野跑或滑雪登山等更激烈的有氧运动。

在户外运动中到底怎么穿往往也是新人或经验不足的朋友容易担心的问题。事实上人体对冷热的感知存在显著差异，有时候我冷得不行，路上还看见有人穿短裤短袖。所以还得自己掌握"三层穿衣法"的原理，有备无患，勤快调整。

徒步期间到底怎么穿完全取决于当时所处环境的具体天气，而山区天气变化大，没有哪种穿衣方式是固定的，都要根据体温来调节。例如，晴天紫外线强再加上徒步运动身体发热，穿件速干 T 恤就行；云把太阳遮住后立马就不热，要加件抓绒；要是碰上下雨下雪，冲锋衣、雨衣就要适时加上以灵活应对。重点是，随身的背包里需要装着这些衣物有备无患。无论何时，包里装一件保暖衣不会压垮你。

在寒冷环境中，建议以羊毛衣物作为打底，中间层搭配保暖羽绒、抓绒或 P 棉棉服，最外层则依据实际环境选择冲锋衣，以此抵御外界的寒冷与风雨侵袭。而在炎热环境下，速干衣与速干裤是理想选择，其排汗特性可保持身体干爽，同时搭配遮阳帽，能够有效遮挡阳光，减少紫外线对皮肤的伤害，确保在热环境中保持舒适与防护。

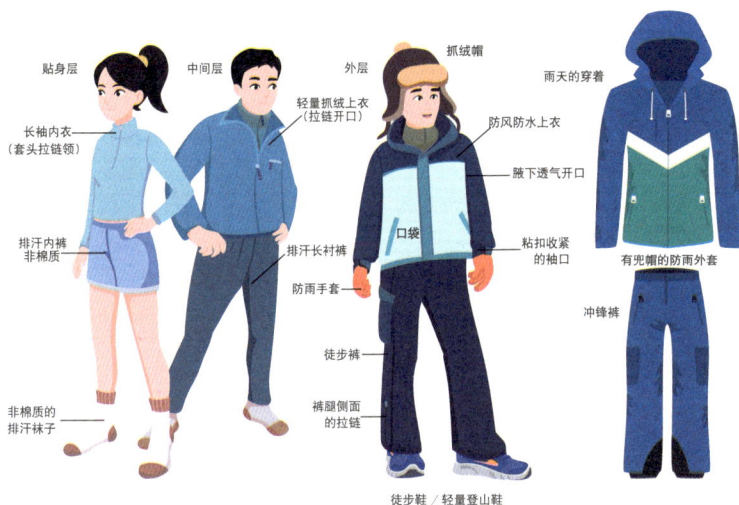

贴身层　中间层　外层　抓绒帽

长袖内衣
（套头拉链领）

轻量抓绒上衣
（拉链开口）

雨天的穿着

防风防水上衣

腋下透气开口

排汗内裤
非棉质　　排汗长衬裤

口袋

粘扣收紧
的袖口

防雨手套

有兜帽的防雨外套

徒步裤

非棉质的
排汗袜子　　裤腿侧面
的拉链

冲锋裤

徒步鞋／轻量登山鞋

热环境与冷环境的不同穿搭

徒步鞋

户外环境对鞋子的要求

户外鞋，可能是全部户外装备中最值得投资的单品，一双不合适的鞋，轻则尺码不合适，磨脚起水疱，影响户外穿着体验；重则可能因为功能性不足带来安全隐患。

于是，面对崎岖多样的山地路况与复杂多变的自然环境，选择一款合适的徒步鞋就变成了每一位户外爱好者入门时的必修课。

在鞋子的选择上并没有哪种材质、鞋型更优秀的说法，而是要看哪一种更适合自己要去的路线和环境。例如，长距离徒步时常遇天气变化，路况也存在涉水过河或积水、积雪的不确定性，此时更建议大家选择鞋帮高度足以环绕、包裹脚踝的中高帮徒步鞋。更厚、更耐磨的鞋面，更结实坚硬的鞋底，虽然会降低脚部的灵活性和舒适性，相对越野跑鞋来说也更为笨重，却可以提供更好的防水效果，给脚踝提供更强的保护性、支撑性，防止杂质或雨水进入鞋内，鞋子也更持久耐用，不易变形。

低帮鞋　　　　中帮靴　　　　高帮靴

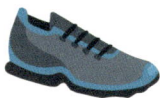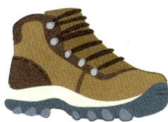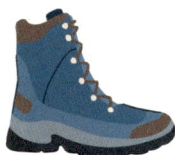

溯溪鞋　　　　接近鞋

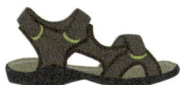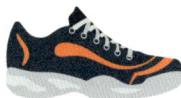

常见户外鞋的不同剪裁和类型

而城市周边短线，或者轻徒步露营，路况相对良好，保障设施也更加完善，此时如果还穿着中高帮徒步鞋未免有些笨重，不必拘泥于"中高帮徒步鞋"标签，不如选择适合自己的、让行程更清爽的城野通用的户外鞋。

徒步鞋的结构和功能

一双徒步鞋有几个非常重要的部分：鞋面（Upper）、内衬（Lining）、鞋底（内底 Insole、中底 Midsole、大底 Outsole）、重量。可通过这几项产品参数快速判断这双鞋的做工和性能。

如果把一双鞋比喻成一辆车就很好理解了，鞋面则是车身，中底相当于车的悬挂系统（决定着稳定性、舒适性和安全性），大底则是轮胎（需要耐磨、防滑和抓地），合适的重量则会让你在徒步中不会有多余的身体负担。

鞋面

鞋面的材质主要有真皮、合成皮革和人造纤维等。皮革的应用大有学问，硬核的徒步登山鞋（靴）都是用皮革来制作鞋面，划分非常细。来自牛、羊、马等动物的皮叫作真皮，但动物的原皮通常非常厚（6—10mm），因此需要分割，分割的层次和优劣等级如下。

- ### 全粒面皮（Full-Grain Leather）

头层皮，是最高等级的皮革部分，特点是厚实耐磨并且天然防水，但透气性较差。

- ### 顶级粒面皮（Top-Grain Leather）

顶级粒面皮也属于头层皮，但是经过打磨抛光、修正纹理等处理，包括修正粒面皮（Correct-Grain Leather）、磨砂皮／牛巴革（Nubuck Leather），这类皮革更薄更柔软，但耐磨性不如全粒面皮。

- ### 分裂粒面皮（Split Leather）

二层皮，会制成绒面革（Suede）或是经过 PU 涂层及喷漆处理，常与网面及合成纤维混用。

- ### 黏合皮革（Bonded Leather）

边角废料用聚氨酯黏合在一起，质量极差。

等级越高的皮革鞋面越贵；越耐磨抗造，防水性越好，但往往更重、透气性更差。不过越野跑鞋一般不用皮革的鞋面，几乎都是网面与合成纤维的鞋面，以达到减轻重量、增加透气性和速干性的目的；轻量的、中低帮徒步鞋（靴）多见皮革、合成纤维、网面混拼的鞋面；重型的、中高帮徒步鞋（靴）多采用全皮革的鞋面。

内衬

内衬通常采用排汗透气的纺织物，具有防水功能的徒步鞋会在这层增加 Gore-Tex® 或是 eVent® 面料达到防水透湿效果。

鞋底

鞋底有三层，分别是大底、中底和内底。

• 大底 / 外底防滑耐磨、提高抓地力

大底与地面直接接触，户外容易遇到崎岖地形，一般多山石、积雪、沙土、泥泞等，在这样的地形上，需要鞋子提供更稳定的支持及制动，迅速排走沙砾、泥土，提升抓地性能，因此适合这样地形的鞋底需要大颗粒、深纹路、独立的不同方向和纵深的齿耳设计，以及防滑耐磨的橡胶材质。

鞋靴品牌除自研大底之外，最具有品牌号召力和市场占有率的当数意大利著名的橡胶厂商 Vibram®，其 logo 标识"黄金 V 底"在户外界已成为品质和高性能的代名词。

• 中底缓冲减震、稳定支撑和提高舒适度

中底是外底和鞋垫的夹层部分，走路的脚感很大部分取决于这里，目前市面上最常见的徒步鞋中底材料有聚氨酯（PU）和醋酸乙烯共聚物（EVA）。二者对比，EVA 材质更加舒适、轻便和便宜，而 PU 材质更结实耐用，常见用于高帮及重型高山靴上。

由于跑步给身体带来的震动是静止状态的 8 倍左右，所以越野跑鞋会增强缓冲减震性能。对缓冲减震的理解可以用篮球鞋来举例，篮球运动多跳跃，需要更强的回弹和减震，因此篮球鞋的减震设计大都非常明显。

在稳定支撑上，许多徒步鞋会在中底以及鞋后跟部分嵌入 TPU Shank，以增加一定的稳定支撑性。

• 内底 / 鞋垫缓冲减震、排汗防臭抑菌

高端的越野跑鞋及徒步鞋的鞋垫会采用可拆卸的 EVA/PU 材质配合中底进行双减震，差一点的则仅用纺织物。

除了详细查看材料表，还有一个品牌的鞋垫在业界也代表着品质和口碑——Ortholite®。Ortholite® 的鞋垫属于 PU 泡棉，具有透气吸汗、防臭抑菌、缓冲性良好的特点，不只山野徒步鞋，许多大牌鞋（靴）都与该品牌鞋垫有

着广泛而深入的合作。

简单来说：地形的技术含量越高，鞋子的大底就应该越硬，以提供更高的稳定性。更高剪裁的鞋子可以保护和支撑脚踝，也能提高防水线。加固（橡胶脚趾、脚跟保护装置，侧面和脚背保护等）和更厚的外底，增加了登山鞋（靴）的耐用性，但它们会使鞋子更重。

徒步鞋的种类和用途

户外运动的类型多样，徒步、登山、攀冰、攀岩等运动都需要有不同侧重点的户外鞋设计，常见的大致可以分为：越野跑鞋、徒步鞋、登山靴、攀岩鞋、溯溪鞋、攀爬与徒步结合的"接近鞋"（Approach Shoes）。

低帮剪裁的主要是越野跑鞋（Trail Shoes）和徒步鞋（Hiking Shoes），中、高帮剪裁的登山靴常用于崎岖地形的长途穿越和登山，其中还包括重装靴（Backpacking Boots）、高山靴（Mountaineering Boots）等更专业硬核的户外活动用鞋。

徒步鞋的选择与保养

- **平缓、以山间小径为主、地形不复杂的轻 / 休闲徒步路线**

例如非雨雪季节的呼伦贝尔、喀拉峻、五台山、南太行等，适合越野跑鞋、低帮徒步鞋。

- **高海拔、地形崎岖复杂的山地路线**

例如库拉岗日、格聂东南坡、孟克德古道、乌孙古道、希夏邦马等，适合中帮登山靴。

- **雨雪季节、高海拔登山、攀冰等**

例如那玛峰、雀儿山、玉珠峰、慕士塔格，适合高帮登山靴。

徒步鞋选购小贴士

建议穿上常穿的徒步袜试鞋，以确保合脚。

把鞋带系紧，用脚尖轻踢墙面，以脚趾不会顶到鞋头为合适。

下午 3—6 点的脚会略微膨胀，选择此时去试鞋最佳。

找到合适的宽窄，鞋的长度和宽窄是不同的维度。

前脚掌较瘦的，可以选择比平常大 0.5—1 码的鞋；脚掌较宽脚背较厚的，可以选择比平常大 1—1.5 码的鞋。

除了脚掌，还要考虑到场景的适配性，例如溯溪鞋通常不穿袜子，不需要买大；登雪山的时候可能会穿两双袜子，这个时候登山靴适合大 1.5 码以上，越野鞋会穿更薄的袜子，这些因素都需要考虑在内。

徒步鞋的保养

目前市面上的大多数中高帮防水徒步鞋的面料是皮革和防水膜，保养不好的话皮革会变干、变脆、开裂，最终鞋子会受到不可挽回的损坏。

整理和清洁鞋时，拆除鞋带，取出鞋垫，抖落鞋内的沙砾和灰尘，确保鞋子充分干燥（潮湿的皮革非常脆弱，禁止将鞋子放在任何热源附近，否则会导致皮革收缩和开裂）。清洗需用软毛刷/海绵＋清水刷鞋，如鞋子有顽固污渍需要洗洁剂，也同样选择肥皂溶液等中性温和洗洁剂，接着彻底漂洗；切勿使用洗衣机和漂白剂洗涤。如有需要恢复防泼水效果，在皮革半湿状态下均匀喷涂 DWR 喷剂。在阴凉处自然晾干，避免太阳直射，切勿使用烘干机和任何直接热源；在鞋子里塞少量报纸会有吸水的功效，也可以保持鞋子的形状，避免产生褶皱。

皮革面料需要经常使用保湿护理剂进行保养，可用护手乳或者护发素轻轻擦拭保养；鞋子不用时存放在阴凉通风的鞋袋或鞋盒中，用木制鞋楦或报纸来保持鞋子的形状；避免使用油性或脂肪类护理产品；避免使用任何蜡基产品。

背包与驮包

背包的分类

背包是非常需要考虑使用场景的，背包分类方式多样，常见按照功能和容量分类。

按照功能分

徒步穿越背包：容量不等，主要可以分为 25 升以内的单日背包和 40 升以上的多日背包。

山地骑行背包：通常容量较小，不超过 20 升，主要考虑背负透气性、补水系统的容量、是否兼容头盔等。

越野包：通常为背心式背包，容量 5—18 升，主要考虑背负透气性、补水系统的容量、口袋的布局、穿戴大小的合体。

滑雪包：考虑兼容雪板、登山杖、头盔等滑雪装备。

技术攀登包：考虑兼容安全绳、安全带、头盔、冰镐等技术攀登装备。

此处主要介绍比较常用的徒步穿越背包。

徒步背包按容量分为小型背包（20 升以下）、中型背包（20—50 升）、大型背包（50 升以上）。

究竟应该买多大的背包？一句话，看场景，你需要多大的包，取决于你的出行情况：如果以周末周边出行为主，比如单日不露营爬山，或者参加商业团，每天只需要背负当日路餐及衣物，20—35 升足矣；如果想重装走个两三天的线路，或是休闲露营多装点东西，35—50 升也基本够用；如果有意重装走 3—7 天的多日露营长线，50—70 升的背包可以考虑，这个容量的包包也可以用作轻装长线时的驮包来用。

而现在的长线商业队多是轻装徒步，可选择 50—70 升的背包或 100/120 升的驮包装徒步当日用不上的衣物用品及露营装备，空间更充足。

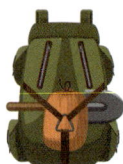

小型背包
（20升以下）

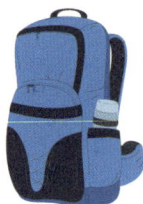

中型背包
（20—50升）

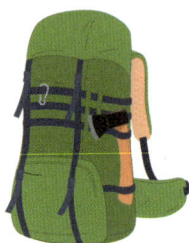

大型背包
（50升以上）

徒步背包按容量分为小型背包（20升以下）、中型背包（20—50升）、大型背包（50升以上）

徒步背包的结构和功能

徒步背包主要由背负系统、装载系统、外挂系统构成，各部分功能如下。

背负系统

背负系统的本质在于通过科学设计，通过腰封、背带、胸带和背负支撑结构等，减轻并转移肩背等身体局部压力，比如分散到髋骨上。除减轻背负压力、减小与身体的摩擦，提升舒适度之外，优秀的背负系统也可以起到通风排汗等作用；越是大容量背包，背负系统越是至关重要。专业品牌不同系列的背包都会有自己独家的背负设计，选购时可以详细查看。

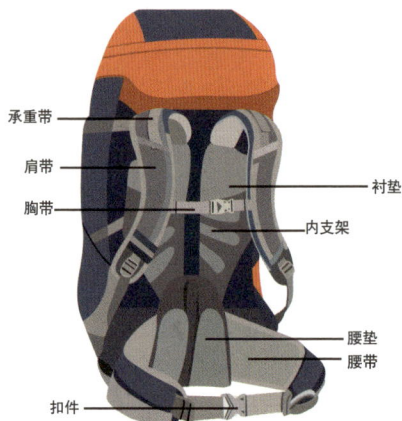

徒步背包的可调节背负系统

装载系统

分为主储物区和次储物区，主储物区包括睡袋仓、水袋仓和杂物仓，次储物区包括侧包、顶包、袋鼠仓。

外挂系统

主要有压缩带和功能性挂点，如登山杖挂点、冰镐环等，方便外挂装备，增强对特殊装备的携带能力。

背包的选择

依据装载需求选择背包容积

选择背包时需要考虑自己的活动类型、行程长度、装备重量等因素。

如果是日常使用或短途旅行，25升以内的背包就足够；如果是徒步穿越需要过夜露营，那么40升以上的背包更适合；越野滑雪骑行则需要专业品类的户外背包。此外，还需要注意背包的质量、舒适度和适应性等因素。

依据运动方式选择背包类型

• 徒步

单日徒步选20—30升背包，有透气背负系统的轻量化背包；多日徒步选40—70升分仓明确的中大型背包。

• 攀岩

单日攀岩可选择有分仓设计（主仓放绳索，副仓放保护器、镁粉），外挂点丰富，底部耐磨的攀岩专用包；多段攀岩可选择轻量化分体式背包，或可折叠收纳的冲顶包。

• 技术型登山

一般选择30—50升技术登山包，具备轻量化且耐磨、贴合性好等特点，适合攀爬动作。

- **骑行**

骑行专用包。公路骑行可选择 10—20 升，贴合背部减少风阻，反光条设计，水袋仓、工具仓分隔的背包；山地骑行可选择 15—25 升，有防震护脊设计，稳定腰带，可携带维修工具、护具的背包。

- **滑雪／滑雪登山**

具有安全性、防水性、有雪板／雪杖外挂的滑雪背包。

依据身材选用背负系统的尺码

背包是否合适，终究要背过才知道。很多背包都是分男女款的，大小尺寸也要根据自身情况来决定。这点对于大容量高负重背包尤为重要。挑选合适的尺寸，调节肩带和腰带，在背包里加一些重量，亲自感受一下负重情况以及背负舒适度。

背包的背负系统有特定的适用范围，可测量躯干长度（一般指髋骨到第 7 块脊椎骨的长度）来帮助选择。

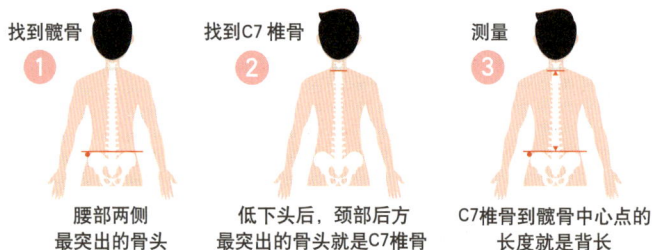

① 找到髋骨 — 腰部两侧最突出的骨头

② 找到C7椎骨 — 低下头后，颈部后方最突出的骨头就是C7椎骨

③ 测量 — C7椎骨到髋骨中心点的长度就是背长

测量躯干长度的方法

背包的调整技巧和装包技巧

装包前的调整技巧

把背包的带子全部调松。是的，就这么简单。

实用打包技巧

容量是死的，装载是活的，即便是相同的容量标注，能装多少东西以及背起来的感觉可能完全不同——在背包本身容量既定的情况下，这取决于你的打包能力，也取决于每款背包的设计，比如更多更实用的外挂系统则可以帮你额外扩容。

打包时最重要的事情，就是不带任何不需要的东西，减轻重量将使你走得更远、更快，理论上也更舒适。根据经验，一个身体健康的成年人长时间负重的重量，不应该超过自己体重的20%—25%。多日行程，尤其附带露营和炊煮安排的行程，东西驳杂繁多。打包时一股脑塞进去固然简单，但背上身就会尝到苦头……发挥不出专业背包的装载潜力倒在其次，一旦负重较大，背起来不稳当更不安全。我们的打包技巧分享着力于多日露营出行，但无论行程长短，这里有一些基本原则是通用的：

均衡分布负载，最重部分的靠近身体，最好在肩部高度，这样的话负载重心和你自己的重心就会对齐，背包就不会向后拉扯你。

上重下轻、左右平衡。

先用后放，后用先放；重物贴背，轻物靠外。

具体来说就是：

底部：到达营地前不需要的轻质物品，如睡袋、羽绒服等；

中后部：重量较重的装备，如帐篷、炊具、气罐、食物等；

中前部：中等重量的装备，如额外的衣服等；

顶部：经常使用的轻质小物品，如头灯、充电宝、防晒霜等；

侧袋：水瓶、帐杆、登山杖等，需要注意重量分布均匀；

腰翼口袋：无须脱下背包即可拿取的小物品，如零食、唇膏、纸巾等；

外挂：尽量减少外挂，若需要外挂，需要固定好，避免任何摆动。

了解了操作原则，摆出了所有待装物品，实操就水到渠成啦！

露营大件都是抵达营地之后或是意外情况下才会用到，大可以先装——

睡袋直接塞进背包最下方睡袋仓。帐篷、防潮垫若是体积小的充气垫可以直接放进背包，若是"蛋巢"则可以直接外挂。之后炊具、食材、洗漱用品和到营地才会用到的衣物等非途中必需品可以接着放进去。注意炉头套锅、气罐等重物贴背放；路上可能用来替换或增加的衣物则可以后放，方便拿取。

顶包主要用来装一些头灯、手套、急救包和路餐等，方便拿取。行程中可能随时需要的小物件如防晒霜、零食、零钱等可以放在腰包小口袋中。

领队经验谈

开始打包之前，建议将所有物品分类并用防水袋装好，尤其是电子产品、羽绒制品等。

如果携带东西较多，露营椅、杯子等可以充分利用外挂，但一定要固定好，严防脱落丢失，穿越树林茂密的地方时尽量不外挂装备，或套上防雨罩，防止剐蹭遗落。

合理打包后的背包，必然是立体饱满的，所以判断大包是否合格的标准很简单粗暴——搁地上，看看是否可以立起来。所以，想想你的背包状态，真的合格吗？

背包的清洗保养

清洗

根据背包的大小，将其放入装满水的盆或浴缸中，用中性的肥皂或洗涤剂清洗。背包上的污垢可以用软毛刷或海绵去除，多次且彻底地漂洗，避免洗涤剂残留。

干燥

打开所有拉链，将其储存在通风良好、干燥的地方，避免阳光直射，或者倒挂起来。

恢复防泼水功能

洗干后测试防泼水效果，如果表面无法形成荷叶效应，说明防泼水涂层已经被破坏，则需要使用 DWR 防泼水剂恢复防泼水性能。

驮包的选购

驮包是一种用于由马匹或骆驼等动物来运输的行李软包，是户外活动中常见的装备之一，主要用于携带和保护各种物品，如食品、水、衣物、帐篷等。在选购驮包时，需要考虑以下几点：

容量：根据需要携带的物品数量和重量来选择合适的容量，驮包一般容量在 80—120 升。

材料：选择耐用、防水、轻便的材料，如尼龙、聚酯等。

结构：注意驮包的开口和内部结构，方便取放物品和整理物品。

其他功能：如背负系统、防雨罩、外挂装置等，根据个人需求进行选择。

现在的驮包有带轮和不带轮、防水和不防水的区别，可根据自己的需求和实际情况进行选择，以确保在户外活动中能够有效地携带和保护物品。

登山杖

登山杖的结构

从上至下，登山杖由手柄、腕带、杖杆、调节锁、杖托、杖尖、杖尖套几个部分组成。

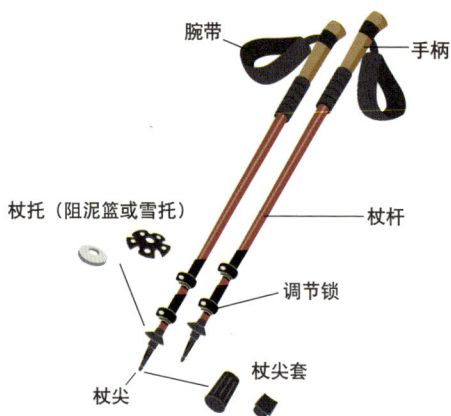

腕带　手柄

杖托（阻泥篮或雪托）　杖杆

调节锁

杖尖套

杖尖

登山杖结构示意图

手柄

常见材质有软木、EVA 泡棉和橡胶，质量较差的登山杖也会用塑料材质的手柄，这种不建议选择。其余三者也有各自不同的优缺点：软木质地轻软舒适，能很好地贴合手部，但价格贵，易磨损；EVA 柔软防震，会吸收汗水，但容易被腐蚀损坏，耐用性差；橡胶富有弹性，耐磨，便宜，但更重，不吸汗，容易滑。

手柄除了材质的选择，还有直柄 /T 柄这两个形状的区分，T 柄不建议选择，直柄 + 腕带是更专业和安全的选择。手柄的材质和形状可以很直观地判断登山杖档次如何、专业与否。

一些昂贵的登山杖还会在手柄下方有一个延伸握把，用于在陡峭的横断面抓住登山杖，由于山地经常有拐弯和上下陡坡，延伸握把可以帮助快速改变方向，而不是停下来调整长度。比如在巨岩这种特殊地形上行走时，延伸握把就非常实用和方便。

杖杆

杖杆是整个登山杖最有含金量的部分，几乎直接决定了登山杖的轻重和价位。

杖杆通常有铝合金、碳纤维以及铝合金、碳纤维混合材质。

铝合金：经济实用、不易折断但更重，并且铝合金还有型号的区分，例如 6061（主要合金元素是镁与硅）和 7075（主要合金元素是锌），以 7075 为佳，7075 是航空级别的铝材，硬度高，耐磨性好。

碳纤维则更加轻便，相对铝合金也较脆，极端情况下有折断的风险，价格也比较昂贵。

还有一类则介于二者中间，用分段式的铝合金和碳纤维来平衡价格和轻量化，比如其中 1 节碳纤维，2 节铝合金或是其他组合。

调节锁

调节锁是登山杖长度及关节的调整和锁紧系统，直接体现了登山杖的稳定性。调节锁有内锁和外锁以及折叠杖的内索套管这几种形式，内锁是内置膨胀螺栓的扭锁，这种锁在进泥沙或是生锈之后很容易卡住和损坏，所以内锁逐渐被淘汰。

不少高端品牌都拥有自己独家的外锁技术，比如 Black Diamond 的 FlickLock®、LEKI 的 SpeedLock®。

杖托

杖托位于杖尖顶端上方几厘米的小裙边，以防止登山杖深入地插到泥土、雪里等柔软的地表，通常有一个小型的泥托和尺寸稍大的雪托，当在雪里行走时，可以换上大的雪托。

杖尖

常见的有合金钢、钨钢这两种材质，以钨钢为佳，前者价格更加便宜，后者更加坚硬不易磨损。

登山杖的分类

在经过市场淘汰之后，主流的登山杖主要是伸缩式、折叠式这两种类型，又按照三节、四节的节数区分为 Z 型杖（三节）和 M 型杖（四节）。

登山杖的选购

耐用性、可折叠性、舒适性和重量是登山杖使用时的重要体验，因此手柄、杖杆、折叠还是伸缩、重量都是选购时务必要考量的参数。

选购要点：

如果只是偶尔地使用登山杖进行短途休闲的徒步旅行，那么选一款便宜的铝合金登山杖即可。

如果是一个狂热的户外爱好者，并且未来几年也打算深入户外，那么就值得花更多的钱购买优质的登山杖。

追求极致轻量化徒步和越野爱好者，可以优先考虑碳纤维的折叠杖，但需要注意，一旦进入超轻杖的类别，耐用性也会降低。

碳杖比铝杖的价格贵 3—10 倍。

国际专业高端品牌：美国 Black Diamond、意大利 Gipron、德国 LEKI。

国内轻量化专业品牌：杖一。

其他的可以考虑 TMT、Naturehike、牧高笛、骆驼等综合户外品牌中的登山杖。

登山杖的使用及注意事项

平地行走，肘部夹角 90°时，登山杖大约齐腰高，是理想高度；上坡时，缩短登山杖（5—10cm）以便更好地支撑身体；下山时，增长登山杖（5—10cm）缓解膝盖压力。

侧行时两根登山杖采用不同长度适应地形；行走时，登山杖自然轻松地摆臂和落地。

腕带使用方式：将手从腕带下方向上穿过，切记不要卡在虎口位置，然后轻轻从下托住，调整腕带长度和位置（不要收得太紧），再轻轻握住把手。

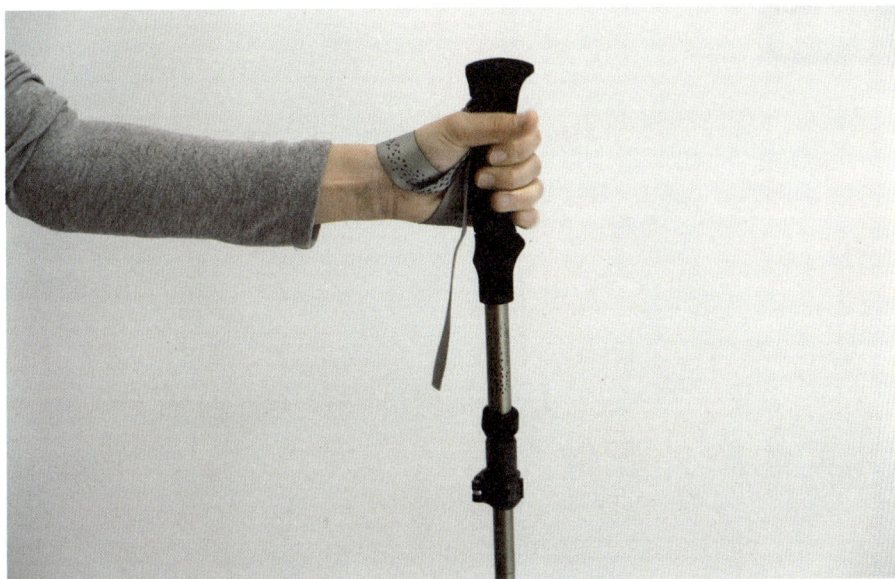

使用登山杖时的正确握杖方式

登山杖的清洗保养

很多人会忽略登山杖的清洗，但尘土的残留和堆积不仅会影响登山杖的伸缩功能，还会影响登山杖的安全使用，因此登山杖的洗护也非常重要。

清洗

把每一段杖身拆开来（并非每次都需要拆分，可视情况定期拆分检查），用干布或清水擦掉附着在杖身上的尘土，避免让泥土悄悄藏在管身内太久而造成异味产生或导致登山杖卡住。

干燥和存放

平时不使用时，将登山杖放在干燥通风阴凉处。

如果登山杖某个部位生锈，可使用非常少量的除锈剂处理表面的磨锈情况；登山杖的关节和锁定卡扣可定期涂抹轻薄油脂来养护，但在使用之前，一定先要把登山杖表面的所有油脂清除干净，才不会影响到登山杖的调整锁定功能。

其他户外配件

帽子

帽子的主要作用是夏防晒和冬保暖。防晒主要需要一些带有帽檐的帽子，如鸭舌帽、盆帽等，盆帽最好带有防风绳，能够防止被风掀翻。

虽然头部的表面积占整个人体表面积不到 1/10，但是维持头部的热量、供氧和血液循环极为重要，当头部露出在寒冷环境中且人体处于静止状态时，在 15℃ 左右，人体产生的热量有 1/3 从头部散失，在 –15℃ 左右，有 3/4 的热量从头部散失，在 –40℃ 时，绝大部分的热量从头部散失，因此在寒冷环境中，更要重视头部防寒。

在一般户外环境下可以选择普通的针织冷帽，羊毛材质更舒适保暖，而在高海拔登雪山等极限环境中，最好选择有防水功能的冷帽，避免雾气凝结打湿帽子。

手套

肢体末端是最容易冻伤的部位，包括手指、脚趾。在寒冷时，四肢末端的血液流量会减少，手指、脚趾的灵活度会降低，因此很容易冻伤，在寒冷环境下戴手套非常必要。可以根据气候条件选择厚度不一的防寒手套，而在登雪山、攀冰等户外运动中，则需要选择防风防水透气的分指手套，这样能灵活抓用登山杖、冰镐等工具。

袜子

和手套一样，袜子也是保护肢体末端的重要装备。当徒步时，非常容易出汗，因此夏天的徒步袜可以侧重于速干排汗袜，而冬天的徒步袜则需要又排汗又保暖的材质，美丽诺羊毛袜和 COOLMAX 都是常见用于徒步袜的优秀材质。

头巾

魔术头巾，户外人的专属装备，夏可以防晒，冬可以保暖，还可以当头巾、面巾、护腕、护膝、毛巾、包扎带、眼罩等多功能使用，可谓是一物多用的典范。

当腕带：在手腕上缠绕两三圈，作用：固定手腕、擦汗。

当围脖：直接套在脖子上，作用：防寒，防止风雪吹入。

当面罩：在围脖的基础上，把头巾拉到眼睛下面，作用：口罩、保暖、防晒。

当头罩：在围脖的基础上，将头巾从后颈拉到额头位置，作用：搭配头盔戴时可以吸汗保暖。

当强盗帽：在头罩的基础上，头巾从下巴拉到眼睛下方，从头到脸只露个眼睛，作用：透气挡风沙。

当眼罩：折叠套至眼睛部位，作用：助眠，防光线干扰。

当头带：头巾折成多层，绕额头套一圈，作用：运动时防止汗液下流。

当头巾：头巾上拉包住头顶，下缘在发际线部位，作用：固发、保暖、化妆。

当海盗帽：头巾翻转，两手捏住边缘，分别向反方向一拉成结，调整戴上，作用：保暖防风。

急救：可以套住止血，也可以将两只头巾搭配，一只挂脖，另一只套在手臂上，即可作为急救吊带防止手臂二次受伤。

眼镜

户外眼镜是专为应对复杂户外环境设计的防护工具，能够保护眼睛免受紫外线、强光、风沙、冲击等伤害。

户外眼镜的主要种类

• 太阳镜（偏光/非偏光）

普通太阳镜：基础防晒，过滤紫外线（UV400 标准），适合日常徒步、城市郊游。

偏光太阳镜：通过偏光膜过滤反射眩光（如水、雪地、路面反光），适合钓鱼、滑雪、沙漠等场景。

• 运动护目镜

骑行眼镜：贴合面部设计防滑，防风沙，部分附带可换镜片（应对不同光线）。

滑雪镜：双层防雾镜片、宽视野设计，防雪盲，抗冲击（如 Oakley、Smith 品牌）。

登山眼镜：轻量化、高海拔防紫外线（如 Julbo 带有可变色光致变色镜片）。

• 多功能防护镜

防风沙镜：全包围式设计（如沙漠越野、沙尘暴环境使用）。

防冲击眼镜：聚碳酸酯（PC）镜片，适合攀岩、山地骑行等高风险活动。

核心功能解析

• 紫外线防护

UV400 标准：阻挡 99% 以上 UVA/UVB 紫外线，防止白内障、角膜损伤。

镜片颜色选择：灰色（通用）、棕色（增强对比度）、黄色（低光环境增亮）。

• 光学性能优化

偏光技术：消除水面、雪地等反光，减少眼睛疲劳。

镜片镀膜：防水、防油污、防刮擦（如蔡司 Teflon 镀膜）。

• 物理防护

抗冲击：PC 材质镜片通过 ANSI Z87.1 安全认证（防碎石、树枝撞击）。

防风沙 / 防雾：透气孔设计平衡气流，防止镜片起雾（如滑雪镜的通风系统）。

选购要点

• 适配场景

高海拔 / 雪地：选择 100% 防紫外线、镜面镀膜（反光强时用）。

水上活动：偏光镜片 + 防水框架（如尼龙材质）。

夜间 / 低光环境：黄色或琥珀色镜片提升亮度。

• 镜片材质对比

玻璃镜片：高清晰度、抗刮擦，但重且易碎（适合专业摄影等静态活动）。

树脂 /PC 镜片：轻便抗冲击，适合剧烈运动（主流选择）。

• 舒适性与贴合度

鼻托与镜腿：可调节硅胶鼻托防滑，镜腿防汗防滑（如橡胶材质）。

框架设计：弧形贴合面部，避免侧面漏光（如骑行眼镜的包裹式设计）。

- **品牌与性价比**

专业品牌：Oakley（光学技术）、Julbo（登山专用）、Smith（滑雪镜）。

性价比款：迪卡侬、UVEX（入门级高性价比）。

使用与维护注意事项

- **正确佩戴**

避免镜片接触防晒霜或油污，防止镀膜脱落。

滑雪镜需配合头盔调整松紧带，避免压迫面部。

- **清洁与存放**

用清水冲洗后，用专用眼镜布擦拭（避免纸巾划伤镀膜）。

存放时放入硬壳眼镜盒，避免高温（如车内暴晒导致变形）。

- **定期检查**

镜片磨损或镀膜脱落时及时更换（防护性能下降）。

运动护目镜的松紧带老化后需更换，确保稳固性。

水具

徒步所使用的水具通常需要更轻量，考虑要素有容量、材料（塑料／不锈钢）、是否需要保温、选硬面还是软面（软面可折叠）、是否需要过滤，市面上主要有水瓶（保温／不保温）、软水壶（可折叠、更轻量）、水袋（容量较大，带出水管，不需要取出即可喝水，但是需要能兼容水袋的背包），根据自己的需要选择就好。

护具

膝盖由大腿骨（或叫股骨）与小腿的胫骨和腓骨构成，上面还有膝盖骨即髌骨。在股骨和胫骨之间有两个大的软骨盘，分别称为内侧半月板和外侧半月板。如果把膝盖比作一辆汽车，髌骨就是发动机，而半月板则是刹车和减震器，韧带就是制动系统。

根据研究统计，膝盖负重倍数如下：

躺下来的时候，膝盖的负重几乎是 0。

站起来和走路的时候，膝盖的负重是体重的 1—2 倍。

上下坡或上下阶梯的时候，膝盖的负重是体重的 3—5 倍。

跑步时，膝盖的负重大约是体重的 4 倍。

打球时，膝盖的负重大约是体重的 6 倍。

蹲和跪时，膝盖的负重大约是体重的 7—8 倍。

护膝可以保暖、稳固支撑膝关节、缓冲碰撞和防止擦伤。

护膝根据形状和功能不同又分为髌骨带（小巧轻量便携）、开孔式髌骨支撑护膝（户外最常见、能有力锁住髌骨）、筒状软护膝（初级预防、较轻量便携）。

徒步、越野跑用开孔式髌骨支撑护膝；肌腱痛、常做跳跃式运动则选髌骨带；保暖和预防受伤可选筒状软护膝。

雨具

冲锋衣的尽头是雨衣，一旦遇到持续性的大雨或暴雨，最靠谱的防护装备还是雨衣，因此雨衣是户外的必带装备，户外最好选择抗撕裂的非一次性雨衣，可根据自身的穿着习惯选择带袖的或者开放式的，两个最大的考虑要素是重量和抗撕裂耐磨面料的平衡。

防水袋

防水袋常见在多日徒步露营的时候携带，配合背包或者驮包使用，以防止衣物睡袋、电子设备等惧水装备打湿，同时，有些防水袋还能起到压缩收纳的作用。其他如桨板、划船、漂流、溯溪等户外运动也是防水袋的适用场景。选购防水袋可考虑其密闭性、容量、重量和可压缩性。

防晒用品

对于大部分人来说，对防晒用品的需求或许还带有明显的季节规律，但对于户外人来说，对紫外线的防护几乎是件全年无休的事情，毕竟在空气稀薄、暴露感更强的高海拔地区和山区，紫外线带来的灼伤，往往更加猛烈。紫外线强度会随海拔升高而增强，海拔每上升 300 米，紫外线照射增强约 5%。世界卫生组织提出了具有普适性的"防晒 ABC 原则"（三者优先级是 A ＞ B ＞ C）。

A-Avoid（避免）

最好的防晒是避免被晒到，在紫外线较强的 10—15 点避免外出，外出时也要尽量躲在阴凉地。

B-Block（遮挡）

首选防晒帽、防晒衣、遮阳伞、太阳镜等硬防晒，抵挡紫外线照射。

C-Cream（防晒霜）

A、B 不能满足防晒需求时，采用 C 补充，注意区分年龄选择防晒霜，小月龄宝宝尽量选择成分安全的纯物理防晒霜。

不过在户外，A 法则难以避免，那么只能着眼于 BC 原则，最好是软硬兼施。

户外防晒，防的是什么？

阳光中有两种可到达地面的有害紫外线，分别为中波紫外线 UVB 和长波紫外线 UVA，两者均可导致皮肤癌。除此之外，UVB 会让皮肤晒伤、发红、暗沉、角质增厚，而 UVA 则会让皮肤老化松弛、长皱纹、晒黑、耐受力下降。因此户外防晒，防的其实就是 UVA 和 UVB 两种紫外线。

硬防晒（防晒衣 / 帽、魔术头巾、冰袖、手套等）：UPF（紫外线防护系数）通常用于纺织物上，比如 UPF 值为 50，就说明有 1/50 的紫外线可以透过织物，即紫外线阻隔率为 98%，UPF 值为 40，说明 1/40 的紫外线可以透过织物，即紫外线阻隔率为 97.5%。

在我国，一般 UPF>40 且 UVA 透过率 <5% 的产品才能被认为"防紫外线产品"，UPF 值越高，就说明紫外线的防护效果越好，但国家标准中纺织品的 UPF 值最高的标识是 UPF50+，因为 UPF 大于 50 以后，对人体的影响完全可以忽略不计，因此那些以超过 UPF50 作为防晒噱头的产品都是智商税。

软防晒（防晒霜、乳、喷雾等）：防晒霜根据成分也分为物理防晒霜和化学防晒霜。

物理防晒霜的原理是反射紫外线，主要成分为二氧化钛或氧化锌。

化学防晒霜的原理是吸收紫外线，成分多样，主要为紫外线吸收剂 / 过滤剂。

通常物理防晒霜的成分更加安全，但较厚重不易涂开，且容易泛白，而化学防晒霜的成分则较轻薄，但成分安全度不如物理防晒霜。

晒后修复

对付晒烫晒红晒伤，越早开始处理越能把损伤降到最低。72 小时是黄金修复期，但最好在晒后 6 小时内急救期护理，恢复会更快。湿敷或冰敷在受伤的皮肤处半小时，可缓解疼痛，注意最好用布包住而不是直接用冰块，否则会直接刺激脆弱的皮肤；使用芦荟胶、芦荟面膜等镇静舒缓产品，可有效减少红肿和不适感，晒后做好补水保湿工作。

头灯

购买头灯需要考虑的要素：流明和灯光模式、充电模式、重量、防水和耐用性、头带舒适度。市场上几十块的和上百块的头灯首先在标签上就有区别。专业的户外运动头灯通常会清晰明了地标出不同档位的照明强度和对应强度下的续航。

选择头灯的第一个问题：到底需要多亮的灯？

现在所有的头灯都使用 LED 灯泡，头灯的光亮度是用流明（Lumen，光通量单位）来衡量的，流明数值越大，代表头灯发出的光线越明亮。通常头灯的光亮度不是固定的，而是像手电筒、台灯一样具有低亮—中亮—高亮等不同档位的可调节性，而直观判断这个头灯亮度如何，只需要看它最大能有多亮，即最大流明。

大部分户外活动用的头灯从 5 流明到 1400+ 流明不等，一般来说，流明上限越高的头灯，价格也会更贵。流明并非追求越高越好，有些人就喜欢把性能拉满，一来就弄个 1000 多流明的头灯，其实根本没必要。

最大流明 100—200 的头灯已经适用于大部分的入门徒步、露营活动；当夜间登山时（如登哈巴、大二峰等雪山），可以使用最大流明 200—300 的头灯；当进行如越野跑、骑行等速度比较快、更剧烈的户外运动时，则需要 300 以上流明的头灯；对于探洞、夜间攀岩或是救援等则需要 600 流明以上的头灯。

也就是说，300 流明以内的头灯，已经满足 95% 的户外场景，随着越野跑越来越火，选择 400 流明以内的头灯，已经满足 99% 的户外场景。

灯光模式：聚光灯？泛光灯？红光灯？ SOS ？频闪？

头灯具有一系列照明模式，包括白光灯（聚光、泛光）、彩光灯（红光、蓝光、绿光）和频闪、SOS 等。

白光灯通常是头灯的主灯，一些专业头灯会区分聚光（Spot Light）、泛光（Floodt Light），这两种灯光模式需要通过不同的灯珠来完成，因此并非所有头灯都拥有聚泛双模式。

聚光能照得更远更锐利，适合夜间徒步穿越、找路，识别远处地形；

泛光则照得更宽泛更近，适合在营地或者帐篷周围使用，如烧火做饭。

彩色灯不容易让瞳孔收缩从而保护夜视能力，并且不会轻易惊吓到动物，也不至于在跟人交流时突然抬头闪到别人的双眼。其中红光比较常见，绿光（狩猎常用）、蓝光（有助于辨别动物血迹且提供水中可见度，蓝光也是唯一能穿透雾气的光，因此被广泛用于雾灯），一般只有特殊需求或是更高端的头灯才会带有这些模式。

频闪模式是警示和求救信号，几乎所有头灯都带有；还有一些灯会带有设定好的 SOS 模式，三次短闪（S），接三次长闪（O），再接三次短闪（S），即灯光求救信号。

供电模式主要分三种

AA/AAA 电池、可充电（镍氢或锂电池）、AA/AAA 电池＋可拆卸的充电池双动力模式。

AA/AAA 是美国的干电池型号，放在国内，就是我们常见的 5 号电池（即 AA）和 7 号电池（即 AAA）。

这种供电模式的优点是可携带备用电池，方便替换，缺点是成本和浪费增加，不环保，且市面 5 号 /7 号电池大多是一次性碱性电池，在低温环境下表现不佳。

• 可充电（直充 / 外配电池充电器）

可充电的循环充电池多是采用镍氢电池或锂电池的，比较常见的是锂电池，相比 5 号 /7 号碱性电池来说，锂电池在极端天气的表现会更好一点。

直充就是我们手机的充法，有传统 USB 接口的，也有新型 Type-C 接口的，这种方式更环保省钱，且可以用充电宝等应急充电，不过一旦长时间在野外，后续充电就不是非常方便。

• 5 号 /7 号电池＋可拆卸的循环充电池双动力模式

较高端的头灯开发出了双动力模式，即 5 号 /7 号电池＋可拆卸的循环充电池，二者可替换使用，这种头灯在续航上更可靠，但是价格也会更贵，搭配一个可充电的锂电池额外需要 100—200 元。供电模式往往是一台头灯在性能上能拉开差距的地方，因为不同的电池耐用性、耐寒耐热性都会在极端天气条件下体现出来。尤其是对头灯依赖性更强的长距离越野跑竞赛、骑行竞赛、长距离徒步登山等，你需要考量的是，在高海拔地区，在寒冷的天气下，头灯的续航受多少影响。

防水等级 -IPX

户外活动，头灯很容易接触到水、泥浆和其他恶劣环境，因此有无防水性也非常重要。

电器的防水等级用 IP 加两位数字表示，第一个数字表示防尘等级，最高数字是 6，第二个数字表示防水等级，最高数字是 8，数值越大防尘防水等级越高，IP68 则代表最高等级的防尘防水。

头灯较为常见的是防水标示：IPX0—IPX8。

IPX0：表示无防护，不防水；

IPX4：表示防护喷溅水，设备能够防护喷溅在设备上的水；

IPX8：表示可以承受高强度的浸泡。

一般 IPX4 以上已经能够应付大多数的雨雪天气，若是需要游泳或者潜水，则需要选择 IPX8 这样最高等级的防水头灯。

其他：重量、头灯带材质、是否反光、是否有感应功能、防误触功能等。

最后总结一下，对于大众爱好者，一个 300 流明左右，续航能做到 5 小时左右的头灯，防水 IPX4 以上，基本就能满足大家的需求了。

推荐品牌：高端：Black Diamond 或者 Petzl；中高端：Fenix、山力士、Nitecore；性价比：迪卡侬。

手机、相机、充电宝等个性化的电子设备，按需携带即可。

露营装备

帐篷

在野外，帐篷是你的庇护所，也是过夜露营必不可少的装备。如果说睡袋和防潮垫是户外爱好者的被子和床，帐篷就是他们的"家"。疲惫的一天行走后，有一个舒适的"家"是很有必要的。

在户外宿营中，帐篷提供了防风、防雨、防寒的功能，同时还能防止昆虫和小动物的侵扰。

市面上的帐篷种类繁多，如何为自己的户外活动挑选一项合适的帐篷呢？

帐篷的种类

按人数分为单人帐、双人帐、多人帐。

按使用环境分为三季帐、四季帐、高山帐。三季帐相对更侧重透气性，而四季帐更注重密闭防风，高山帐应用于相对更极端恶劣的雪山环境。

按帐篷的结构和层次分为单层帐、双层帐。

按帐篷的外观形状分为金字塔、圆顶形、隧道式和鱼脊四种样式，以及在这些基础样式上改进的其他结构。

这四种帐篷的搭建方式和抗风性能也有所差别。

帐篷的结构和功能

一般徒步帐篷由外帐、内帐、帐杆、帐钉、防风绳和帐篷套等组成。

• 外帐

外帐是双层帐篷外侧的帐布，起到防水、防风的作用，通常是防水的尼龙布。尼龙布薄而轻，适合登山和徒步活动；牛津布厚，但比较重，适合自驾车或集体使用的大本营帐篷。从防水涂层看，现在多用 PU 涂层，防水效果不错。一般外帐的防水压力要求 1500 毫米汞柱以上。

- **内帐**

内帐是双层帐篷内侧的帐布，通常是由具有透气性的尼龙布甚至丝网构成。内帐帐底与地面接触，材料需要耐磨、防水，一般防水要求达到 3000 毫米汞柱以上，现在多用 PU 涂层的牛津布做帐底。

- **帐杆**

负责帐篷的支撑成形和承受外界的风力，其材质多为铝合金或是玻璃钢。由数节长短相同的帐杆通过内部一根松紧绳连接而成，连接起来后可以弯曲成形，收起时可以折起放入帐篷套。

- **帐钉**

帐钉用来固定帐篷和防风绳，铝制帐篷钉重量轻，比较常用。外形有 T 形、半月形、片形等，针对草地、岩石或雪地都有相应的设计。

- **防风绳**

防风绳用来固定帐篷，增加帐篷的强度和稳定性。一般连接铁杆和重要物，如石头、断木等，也可以用帐钉固定。

- **帐篷套**

帐篷套包括帐篷袋、帐钉袋、帐杆袋等。

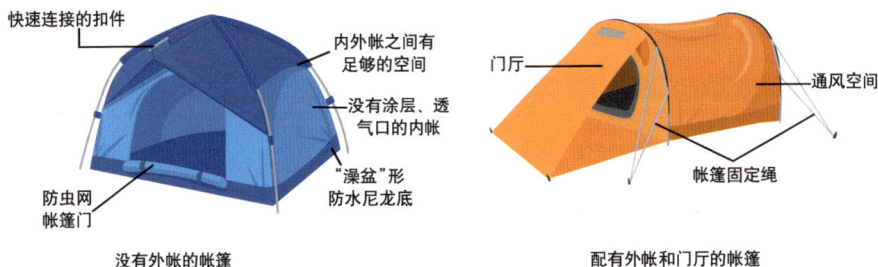

没有外帐的帐篷，配有外帐和门厅的帐篷

帐篷的选购

户外环境复杂多变，帐篷的主要功能是防风、防雨、防雪、防尘、防潮、防虫，为露营者提供一个相对舒适的休息环境，晚上能睡个好觉。选购户外徒步露营的帐篷主要考虑以下几点：

几个人住？什么环境中用？自己背还是马驮或背夫背？喜欢什么款式和颜色？预算多少？总之，适合自己的才是最好的。

睡袋

睡袋的作用就是保暖。睡袋通常采用轻质保暖的材料制成，如羽绒或人造纤维。这些材料能够有效地保持身体的热量，减少热量的流失。此外，睡袋的设计也会考虑到防风和防潮等因素，减少外界环境对身体的干扰。

睡袋的形状

从睡袋的形态上分，睡袋主要有两大类。

• 木乃伊睡袋

顾名思义，人钻进睡袋像个木乃伊似的。这种款式吻合人体曲线，比较贴合身体，可以提供最佳保暖效力，但一定程度上牺牲了舒适度，适用于各种严苛环境。

• 信封式睡袋

长得像长方形信封，把自己塞进去就好，空间宽敞，体验舒适，但保暖性稍差，多适用于休闲露营或是环境没那么极端的情况下。

睡袋的填充物

睡袋的填充物是影响其保暖性能的关键因素，主要有棉、合成纤维和羽绒等。

- **棉睡袋**

舒适度较高且价格便宜，但容易吸潮而且相同保暖程度下体积更大，不便压缩携带，只适合低海拔休闲户外露营或自驾游类。

- **合成纤维睡袋**

有较好的保暖性能和耐久性，尤其是在潮湿环境下也具有保暖功能，但重量相对较大。

- **羽绒睡袋**

相比一般棉睡袋而言，保暖性能佳，且足够轻便，压缩性好，更适用于山野环境，是当下户外露营睡袋的主流。充绒量是羽绒睡袋保暖性的核心指标，另一个参考指标是蓬松度。

睡袋的选购

选购睡袋时，可以从以下几个方面考虑。

温标：选择适合自己需求的温标，确保在预计的环境中睡袋能够提供足够的保暖效果。

填充物：不同的填充物会影响睡袋的性能和重量。常见的填充物有羽绒和化纤。羽绒保暖性能好，但价格较高；化纤相对较便宜，但保暖性能略逊于羽绒。

材质：选择透气性好、快干、耐磨的材质，能够延长睡袋的使用寿命，并保持舒适。

形状和尺寸：根据个人需求选择合适的形状和尺寸。一般来说，睡袋的尺寸应该与使用者的身高和体型相匹配。

使用环境：考虑使用环境的特点，如气候、湿度、海拔等，选择适合的睡袋。

重量和收纳方式：如果需要频繁去户外长距离徒步露营，建议选择轻便的睡袋，并考虑收纳方式，以便于携带。

睡袋的保养

保养也是睡袋使用中不可忽视的一环。定期清洗（切勿频繁）、干燥和整理可以延长睡袋的使用寿命，并保持良好的保暖性能。请按照羽绒制品的清洗要求清洗。

防潮垫

防潮垫的作用是防潮、保暖、防硌。主要有铝箔防潮垫、蛋巢（泡沫）防潮垫和充气防潮垫三大类。

- **铝箔防潮垫**

几种防潮垫中最便宜的一种，基本只有防潮功能，达不到防硌、保暖的作用，但非常轻量。

- **蛋巢防潮垫**

蛋巢防潮垫也就是泡沫防潮垫，优点是特别抗造，保温性好，且适合任何地形和海拔。但它的体积较大，不方便折叠和携带。

- **充气防潮垫**

充气防潮垫的优点是防硌、舒适、体积小、轻便、可折叠和方便携带，特别适合长线徒步，通常也比较贵。好的充气防潮垫，能够发挥比蛋巢更好的保暖效果。

通信设备

公众对讲机

对讲机，又称双向无线电，利用无线电波信号在空气中传播，实现一对多或多对多通信，是一种可以双向通信的便携式设备。它的使用不会受移动网络信号影响，尤其适合偏远山区或没有信号覆盖的区域使用。

对讲机的起源可以追溯到 20 世纪 30 年代，1936 年美国摩托罗拉公司研制出世界上第一台移动无线电通信产品，当时主要用于船舶和航空领域，后续研发中不断轻便易于携带，使用场景也越发普遍。

21 世纪初，随着数字信号处理技术的发展，对讲机开始向数字化转型，数字对讲机具有更好的抗干扰能力、更远的传输距离和更高的语音质量，受到越来越多用户的青睐。

对讲机本身购买成本低，设备本身防水、防尘、抗摔，缺点是使用辐射距离会根据机型变动，山路起伏时可能通信不稳定。

卫星电话

卫星电话是基于卫星通信系统实现信息传输，一般采用中低轨道卫星系统作为卫星电话系统，接收和转发无线电信号并且对信号进行放大，不会受地面通信基站覆盖范围的影响。至于卫星通信系统，国外有海事、亚星、铱星等，国内主要是北斗、天通、吉利等，值得一提的是北斗系统是中国自主研发的全球卫星导航系统，和其他卫星系统相比，北斗在没有地面支持的情况下还能在太空中独立运行 60 天，定位范围精准、覆盖面积大且具备短报文通信能力，市场前景更为可观。

市面上搭载卫星通信功能的设备种类很多，借助卫星通信设备，无论你是在海面上还是沙漠里，高山上还是古道深处，基本上找个空旷的、地势相对高且无遮挡的位置就能与外界联系。下面是由资深户外发烧友小黑为大家分享的其在多年户外实践过程中使用过的卫星通信设备，供大家参考。

发烧友分享

大家好，我是小黑。

涉足户外领域二十余年，我经历了从户外爱好者到户外行业从业者的身份转变，在这个过程中，无论是前期为了自身安全还是后期为了团队安全保障，我都很习惯购买、携带和使用卫星电话对外保持联络。

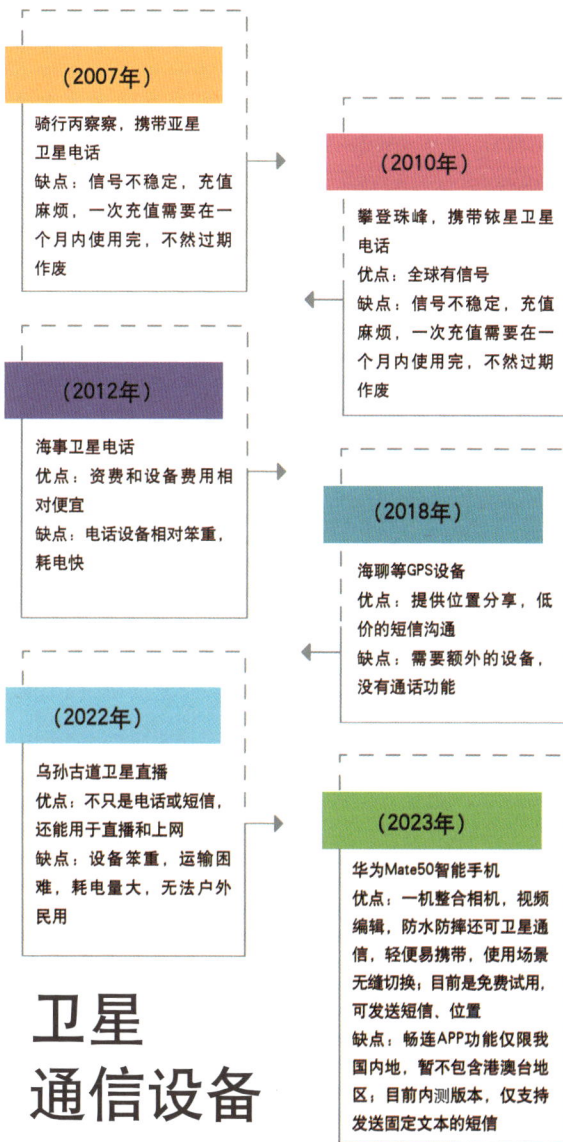

（2007年）

骑行丙察察，携带亚星卫星电话

缺点：信号不稳定，充值麻烦，一次充值需要在一个月内使用完，不然过期作废

（2010年）

攀登珠峰，携带铱星卫星电话

优点：全球有信号

缺点：信号不稳定，充值麻烦，一次充值需要在一个月内使用完，不然过期作废

（2012年）

海事卫星电话

优点：资费和设备费用相对便宜

缺点：电话设备相对笨重，耗电快

（2018年）

海聊等GPS设备

优点：提供位置分享，低价的短信沟通

缺点：需要额外的设备，没有通话功能

（2022年）

乌孙古道卫星直播

优点：不只是电话或短信，还能用于直播和上网

缺点：设备笨重，运输困难，耗电量大，无法户外民用

（2023年）

华为Mate50智能手机

优点：一机整合相机，视频编辑，防水防摔还可卫星通信，轻便易携带，使用场景无缝切换；目前是免费试用，可发送短信、位置

缺点：畅连APP功能仅限我国内地，暂不包含港澳台地区；目前内测版本，仅支持发送固定文本的短信

卫星
通信设备

后记

2014年"徒步中国"公众号创立，如今已走过十余年时光。在这片新媒体创作的沃土上，我们日复一日、年复一年地发布内容，包括户外线路、游记攻略、户外知识、人物故事、装备知识等。我们相信，文字与记录的力量不可替代。这本《徒步百科》的出版，也标志着"徒步帮"徒步丛书系列又向前迈进一步。

本书由"徒步中国"公众号创始人行摄匆匆、编辑部的阿瑶和阿衡编写。在内容上，我们参考了国内外大量书籍和新媒体文章，同时加入"徒步帮"领队们的实战经验、摄影图片，再配以精美的科学手绘图，以期读者能从全方位、多角度，获取到科学、专业、系统的徒步知识。

具体来说，我们参考了不少书籍，像《背包客手册》《登山圣经》《运动医学》《登山户外安全手册》《山地户外运动基础理论（3.2版）》，还有中国登山协会的《中国登山户外运动产业发展报告（2023年）》和国家体育总局体育经济司的《中国户外运动产业发展报告（2023—2024）》，以及《漫画冰雪运动损伤防护与急救》《常见动物致伤诊疗规范（2021年版）》《中国蛇伤救治指南》《全国户外安全教育计划》这些实用资料。专业期刊方面，《山野》《户外探险》一直是我们常翻的；官方平台和权威机构的信息也帮了不少忙，比如《中国急救医学》、《生物学通报》、《食品与健康》、中国政府网、国家卫健委、《医学科学报》、人民网、《健康管理》、《中国医药报》、《四川体育科学》、中国探险协会、中国气象局、新华网、香港童军总会等，都给我们提供了不少依据。

微信公众号中的专业内容也给了我们很多启发。"徒步中国"自己的老文章自不必说，"科普中国""全国户外安全教育计划""深圳市登山户外运动协会""山野杂志""户外探险""丁香医生""雪线之上""领攀""博物""山水自然保护中心"等同行和科普账号的分享，都让我们受益匪浅。

从起笔到定稿付梓过程中，得到了多方的支持和帮助，在此向各位表示衷心的感谢。

正如牛顿曾说过的那句，"如果我能看得更远，那是因为站在巨人的肩膀上"。衷心感谢那些带着赤子之心将生命中的宝贵时间融入山野的徒步者。正是他们的一次次实战经验，为我们提供了丰富又实用的知识素材。

最后，衷心祝愿本书的每位读者，科学参加户外活动，开心出行，安全回家，享受徒步带来的愉悦和快乐！